書いて 読んで
記憶力アップ！

脳トレ 百人一首

篠原《しのはら》 菊紀《きくのり》

公立諏訪東京理科大学教授、
地域連携研究開発機構
医療介護・健康工学研究部門長
（応用健康科学、脳科学）

「遊んでいるとき」「運動しているとき」「学習しているとき」などでの脳活動を調べ、介護予防、教育、アミューズメントなどに生かす試みを続けている。

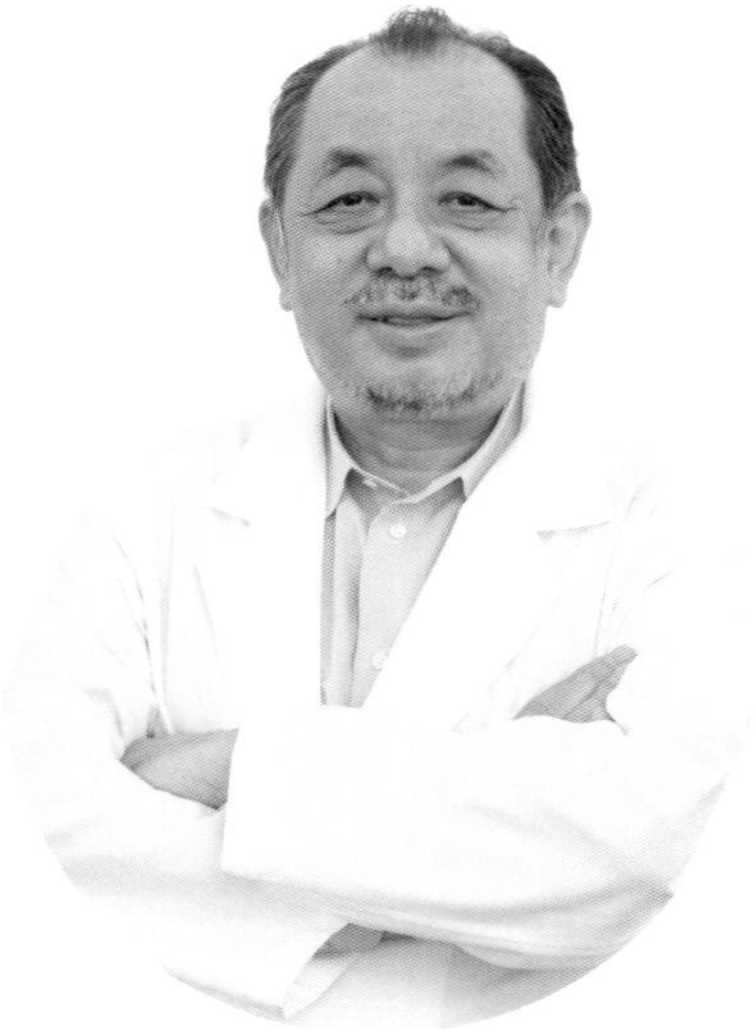

書いて、読んで、覚えて 脳のトレーニング！

**中高年になったら脳を鍛えるのにはもう遅い？ いえいえ、そんなことはありません。脳は何歳からでも鍛えられます。
そこで、いつまでも健康な脳を保つためのコツを、脳のスペシャリストである篠原教授に聞きました。**

健康な脳をつくるために

ＷＨＯ（世界保健機関）は2019年5月、認知症および認知機能低下予防に関するガイドラインを発表しました。そこで強く推奨されたのが、運動と禁煙です。

ウオーキングやジョギングなどの酸素を多く取り込む運動をすることで、海馬（記憶に関係する器官）で脳細胞を増やす物質が増え、海馬が実際に大きくなったという報告もあります。また、スクワットなどの筋トレでは記憶力を高めるメッセージ物質（細胞同士のやりとり）が増えます。飛び跳ねるなどの運動では、骨に与える刺激により骨から若返り物質が出て、頭の働きをよくしてくれます。

喫煙に関しては、十数年前には喫煙者は喫煙していたほうが頭が働きやすいといった報告もありましたが、その後は喫煙が認知機能低下や認知症のリスクを高めるという報告ばかりになり、禁煙がすすめられています。

毎日の食事も大事です。魚介類や野菜、穀物や豆を中心としたバランスのいい食事をとること、暴飲はしないことが、いわゆる脳トレ（認知的なトレーニング）と並んで推奨されています。

ドリルを楽しみながら

本書のメインとなっている「なぞり書き」をするとき、文字の形からはずれないように注意して丁寧に鉛筆を動かします。すると脳の中では、**注意力にかかわる前頭眼野や前頭前野が活性化します。鉛筆を持つ手をコントロールする運動野や線条体、さらには小脳が活性化することもわかっています。**

また、お手本を見て書き写しをするときには、文字のバランスを取ったりするので、**空間認識にかかわる頭頂連合野や、前頭前野がよく働きます。**

このように、文字を書くだけでも、いろいろな脳の部位が活性化するんです。

百人一首といえば、歌を読み上げますよね。音読などで言葉を発するときに活性化するのは前頭葉のブローカー野、左側頭葉のウェルニッケル野、この2つをつなぐ弓状束、さらに頭頂葉の角回が活性化します。**歌の意味を知って、その情景や、歌人の心情を思い浮かべながら、抑揚をつけて読むと前頭前野や、側頭頭頂接合部なども活性化します。**

これらの脳トレでは歌を覚えることになり、**自然と記憶力のトレーニングにもなります。**

1ページずつ丁寧に、毎日続けると良いでしょう。

なによりだいじなのは楽しむこと。ドーパミンの分泌が増し、記憶力がアップしやすくなります。ニコニコチャレンジしてください。

目次

百人一首基本用語

小倉百人一首
歌人・藤原定家が友人の別荘のふすまを飾るために選んだとされる百首の歌です。古代から鎌倉時代初期までの百人の秀歌が各一首ずつ選ばれています。

和歌
日本固有の詩歌で五音と七音を基調とする長歌・短歌などの総称。四季の美しさや情緒が表現されています。

和歌集
優れた和歌を数多く収めた書物のことです。代表的なものに『万葉集』『古今和歌集』などがあります。

歌人
和歌を詠む人のこと。古くは皇族や貴族、武士など多くの人々が和歌を詠みました。

歌仙
優れた和歌の詠み手を指す呼称。紀貫之が『古今和歌集』の序文に記した「六歌仙」や藤原公任の選んだ「三十六歌仙」が有名です。

上の句・下の句
5・7・5・7・7で作られた和歌の、前半5・7・5を「上の句」、後半7・7を「下の句」といいます。

詠《よ》む・詠《うた》う
和歌を作ること。本書では、すでにある文章を読み上げる「読む」と使い分けています。

絵札・読み札
かるたの札のうち、読み上げに使う札のこと。競技かるたでは、上の句と下の句両方が書かれた札を読み札として使用します。歌人の絵があることから絵札とも呼ばれます。

字札・取り札
競技かるたで使われる札のうち、下の句のみが書かれた札のこと。競技ではこの札を取り合います。文字のみ書かれていることから字札とも呼ばれます。

枕詞・掛詞・縁語・本歌取り
和歌の表現方法です。

歌枕
古くから歌に詠まれた名所・旧跡などの地名のことです。

日本が誇る言葉の文化
百人一首の魅力

子どもの頃に百人一首で遊んだことはありませんか。友だちや家族とかるた取りをした懐かしい記憶とともに、歌を思い出す人もいるかもしれません。日本の文化のひとつ「百人一首」について、本書の監修者で現代歌人の天野慶先生に聞きました。

天野《あまの》 慶《けい》

1979年東京都生まれ。歌人。「短歌人」会同人。小中学校や文学館でのワークショップ、「ラジオ深夜便」出演、「NHK短歌」テキスト連載など、様々な場で短歌と百人一首の魅力を伝える活動をしている。主な著書に『エピソードでおぼえる！　百人一首おけいこ帖』（朝日学生新聞社）、かるた「リバーシブルで遊べる小倉百人一首」（幻冬舎）、絵本『ママが10にん!?』（絵・はまのゆか／ほるぷ出版）など。

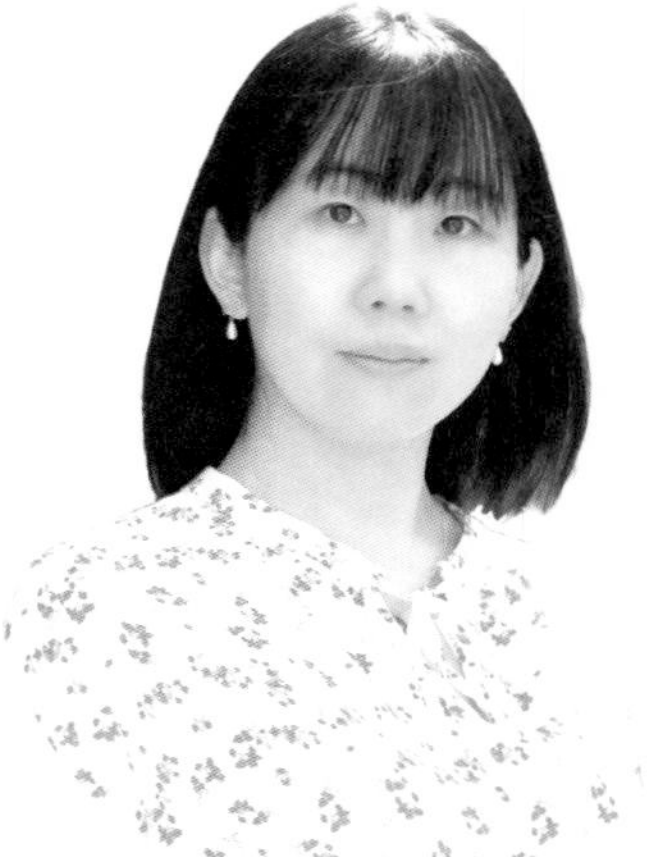

百人一首のすすめ

桜の花が舞い散るのを見上げて「ひさかたの光のどけき春の日にしづ心なく花の散るらむ」と口にしてみたり、月の輝く秋の夜に「月見ればちぢに物こそかなしけれわが身ひとつの秋にはあらねど」とつぶやいてみたり……。「百人一首」で覚えた歌が不意によみがえってくることはありませんか？

幼い頃「かるた取り」で遊んで、いつも狙っていた札や、言葉の響きが好きだった歌など、何首か今も覚えている歌もあるかと思います。体に染み込みやすい5・7・5・7・7のリズムである「短歌」。わずか三十一音と短いからこそ、様々な解釈ができます。

年齢を重ねてみて初めて共感できる歌もたくさんあります。大人になった今こそ、もう一度「百人一首」に出逢ってみませんか。

百人一首をもっと知ろう

「百人一首」とは、百人の歌人の歌を、各一首ずつ集めたものです。鎌倉時代を代表する歌人・藤原定家が小倉山荘で選んだとされる「小倉百人一首」を指すことが一般的です。

定家は十の勅撰和歌集（天皇や上皇の命令で編まれた和歌集）から百首を選びました。一首目の天智天皇から百首目の順徳院まで、飛鳥時代～鎌倉時代初期の約六百年の、王朝文化花盛りの歌です。秋を中心とした四季の歌や、せつない恋の歌など、珠玉の名歌ばかりが選ばれています。

選ばれた歌人も、歌聖である柿本人麻呂・山部赤人、元号「令和」の典拠となった『万葉集』を編集した大伴家持、平安初期の代表的歌人である小野小町・在原業平、『土佐日記』を記した紀貫之に『源氏物語』の紫式部や『枕草子』の清少納言と、平安文学オールスターの名前が並びます。

歴史上の人物として著名な人物も数多く選ばれています。「大化の改新」を行った天智天皇、学問の神様としても有名な菅原道真、大河ドラマ「鎌倉殿の13人」に登場した源実朝や後鳥羽上皇の歌も並んでいます。

「百人一首」は室町時代から古典の入門や書道の手本、教材として使われるようになり、やがてかるたとして遊ばれるようになりました。現代になってもマンガや映画の題材になり、愛され続けています。ぜひ、「百人一首」を声に出して読み上げ、なぞり書きをして、繰り返し歌を味わってみてください。百首を終えたとき、その幅広い魅力のとりこに、きっとなっているでしょう。

百人一首 なぞり書きトレーニング

この本の使い方

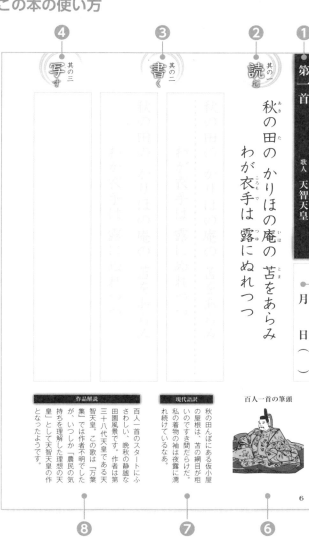

❶

第一首

歌人 天智天皇

❷

其の一 読《よ》む

秋《あき》の田《た》の かりほの庵《いは》の 苫《とま》をあらみ
わが衣手《ころもで》は 露《つゆ》にぬれつつ

❸

其の二 書《か》く

❹

其の三 写《うつ》す

❺

日付

月　日（　）

❻

百人一首の筆頭

❼

現代語訳

秋の田んぼにある仮小屋の屋根は、苫の網目が粗いのですき間だらけだ。私の着物の袖は夜露に濡れ続けているなあ。

❽

作品解説

百人一首のスタートにふさわしい、晩秋の静謐な田園風景です。作者は第三十八代天皇である天智天皇。この歌は『万葉集』では作者不明でしたが、いつしか「農民の気持ちを理解した理想の天皇」として天智天皇の作となったようです。

6

❶ **見出し**
歌の番号と歌人の名前です。

❷ **百人一首の見本**
音読をしたり、書き取りをするときの見本です。

❸ **なぞり書き**
鉛筆やボールペンなどで、丁寧になぞり書きをしましょう。

❹ **書き取り**
歌の見本を見ながら丁寧に書き取りをするスペースです。

❺ **日付**
取り組んだ日を記録しましょう。

❻ **歌人画**
歌人のイメージ画です。

❼ **現代語訳**
監修者による現代語訳です。

❽ **解説**
監修者による歌の解説です。内容を知り、歌の情景を思い浮かべましょう。

第一首

歌人　天智天皇

日付　月　日（　）

其の一　読む

秋《あき》の田《た》の　かりほの庵《いほ》の　苫《とま》をあらみ
わが衣《ころも》手《で》は　露《つゆ》にぬれつつ

其の二　書く

秋の田の　かりほの庵の　苫をあらみ
わが衣手は　露にぬれつつ

秋の田の　かりほの庵の　苫をあらみ
わが衣手は　露にぬれつつ

其の三　写す

百人一首の筆頭

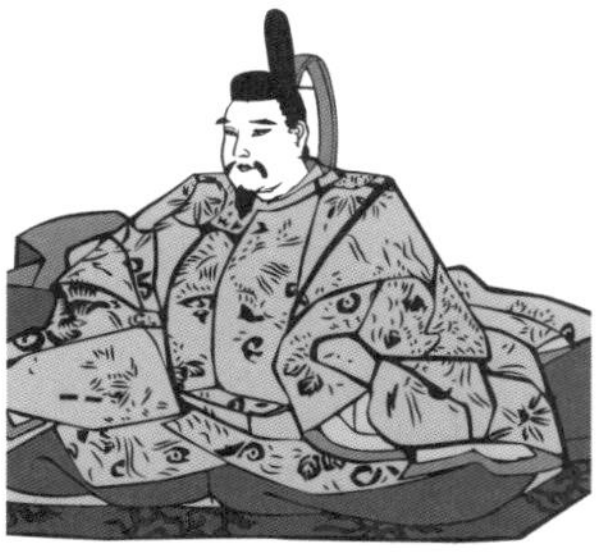

現代語訳

秋の田んぼにある仮小屋の屋根は、苫の網目が粗いのですき間だらけだ。私の着物の袖は夜露に濡れ続けているなあ。

作品解説

百人一首のスタートにふさわしい、晩秋の静謐な田園風景です。作者は第三十八代天皇である天智天皇。この歌は『万葉集』では作者不明でしたが、いつしか「農民の気持ちを理解した理想の天皇」として天智天皇の作となったようです。

第二首

歌人 **持統天皇**

日付 月 日（ ）

其の一 読む

春《はる》過《す》ぎて 夏来《なつき》にけらし 白妙《しろたえ》の
衣《ころも》干《ほ》すてふ《ちょう》 天《あま》の香具山《かぐやま》

春過ぎて 夏来にけらし 白妙の
衣干すてふ 天の香具山

其の二 書く

春過ぎて 夏来にけらし 白妙の
衣干すてふ 天の香具山

其の三 写す

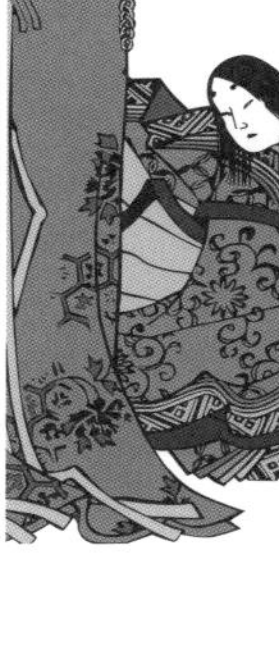

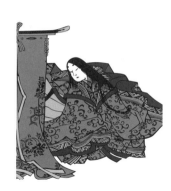

現代語訳

春が過ぎて、いつの間にか夏が来たようですね。夏になると真っ白な衣を干すという天の香具山よ。

作品解説

初夏の空の青と初々しい緑、そして衣の白さのコントラストが美しい一首です。奈良県橿原市にある大和三山のひとつが「香具山」です。神話の舞台となった小さな山が第四十一代天皇である持統天皇のいた藤原京からよく見えたのでしょう。

第二首

歌人　柿本人麻呂

日付　月　日（　）

あしびきの　山鳥《やまどり》の尾《お》の　しだり尾《お》の
ながながし夜《よ》を　ひとりかも寝《ね》む《ん》

其の一　読む

あしびきの　山鳥の尾の　しだり尾の
ながながし夜を　ひとりかも寝む

其の二　書く

あしびきの　山鳥の尾の　しだり尾の
ながながし夜を　ひとりかも寝む

其の三　写す

万葉歌人の代表

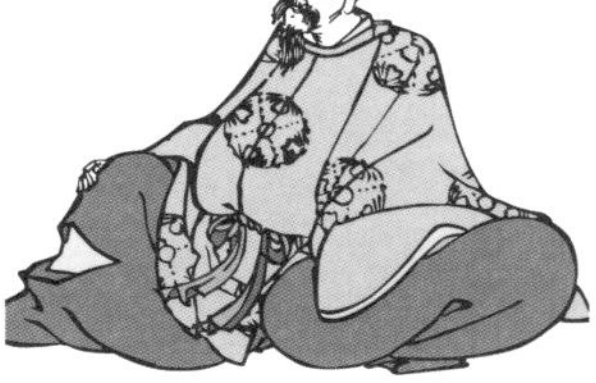

現代語訳

山鳥の長く垂れさがった尾のように長い長い秋の夜を、私はひとりで寝るのだろうか……。

作品解説

秋の夜長、恋しい人と離れて眠らなければならない淋しさ、つらさを詠んだ一首。「歌聖」と後世呼ばれるようになった『万葉集』時代最大の歌人・柿本人麻呂ならではのテクニックと、「の」の音の繰り返しのリズムが味わい深い歌です。

第四首

歌人 山部赤人

日付 月 日（ ）

其の一 読む

田子《たご》の浦《うら》に うち出《い》でて見《み》れば 白妙《しろたえ》の
富士《ふじ》の高嶺《たかね》に 雪《ゆき》は降《ふ》りつつ

其の二 書く

田子の浦に うち出でて見れば 白妙の
富士の高嶺に 雪は降りつつ

田子の浦に うち出でて見れば 白妙の
富士の高嶺に 雪は降りつつ

其の三 写す

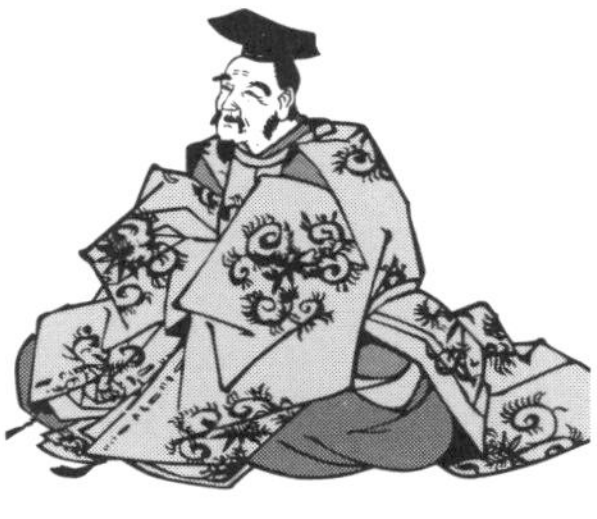

現代語訳

田子の浦の海岸に出て遠くを見ると、真っ白な富士山の高嶺に、いまも雪が降り続いている！

作品解説

手前には海岸、遠景には真っ白な雪を山頂に戴いた富士山。さらに雪は今も降り、富士を白く染めてゆく……。なんとも雄大なイメージが浮かびます。柿本人麻呂と並び称される宮廷歌人・山部赤人の代表的な一首。

第五首

歌人 猿丸大夫

日付 月 日（ ）

其の一 読む

奥山《おくやま》に 紅葉《もみじ》ふみ分《わ》け なく鹿《しか》の
声《こえ》聞《き》くときぞ 秋《あき》はかなしき

其の二 書く

奥山に 紅葉ふみ分け なく鹿の
声聞くときぞ 秋はかなしき

奥山に 紅葉ふみ分け なく鹿の
声聞くときぞ 秋はかなしき

其の三 写す

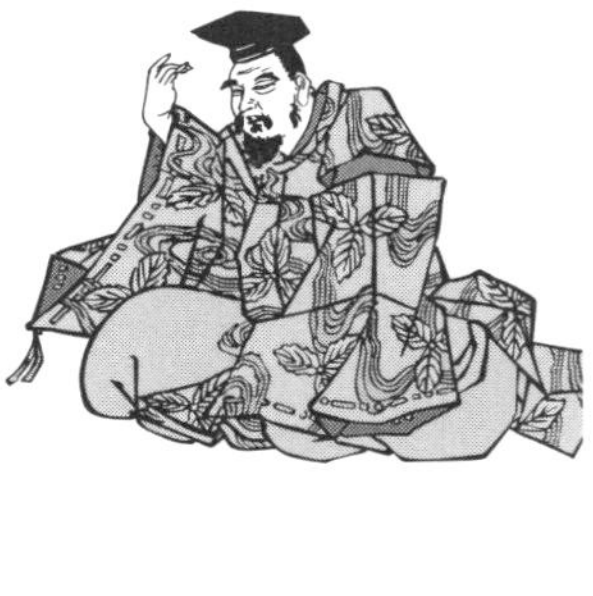

現代語訳

人里離れた深い山奥で、紅葉の葉を踏み分けながら鳴いている鹿の声を聞くと、秋はますます悲しく感じられる。

作品解説

オスの鹿がメスの鹿を求めて鳴く物悲しい声と、紅葉を踏む音が重なります。古来より紅葉を踏んでいるのは「鹿」か「人」かと、解釈が分かれてきました。作者の猿丸大夫も、三十六歌仙に選ばれながらも実在が疑われる伝説的歌人です。

第六首

歌人 中納言家持

日付 月 日（ ）

かささぎの 渡《わた》せる橋《はし》に おく霜《しも》の
白《しろ》きを見《み》れば 夜《よ》ぞふけにける

其の一 読む

かささぎの 渡せる橋に おく霜の
白きを見れば 夜ぞふけにける

其の二 書く

かささぎの 渡せる橋に おく霜の
白きを見れば 夜ぞふけにける

其の三 写す

現代語訳

天の川にカササギが渡す白い橋のように、宮中にある橋に霜が降りて白くなっていると、夜もすっかり更けたのだなあ。

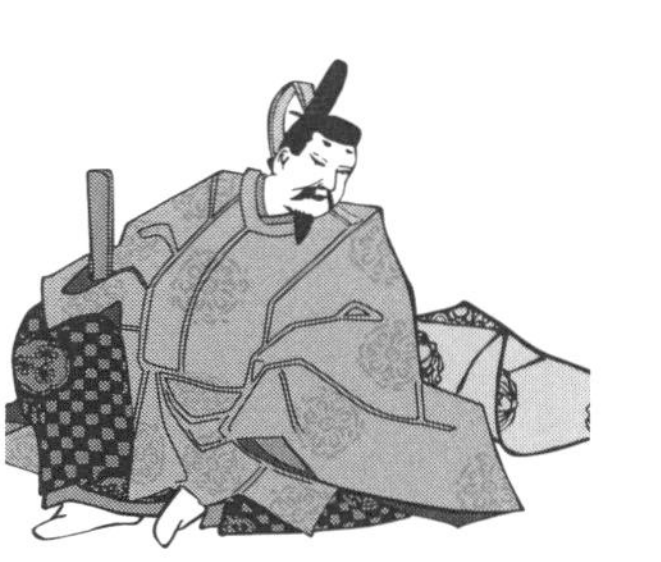

作品解説

織姫と彦星の七夕伝説がモチーフですが、詠まれた季節は冬です。真っ白く霜の降りた宮中の階段を、カササギの白い翼で作った橋に見立てました。元号「令和」の典拠となった『万葉集』を最終的に編纂した人物です。

第七首

歌人　安倍仲麻呂

日付　月　日（　）

天《あま》の原《はら》 ふりさけ見《み》れば 春日《かすが》なる
三笠《みかさ》の山《やま》に 出《い》でし月《つき》かも

其の一 読む

天の原 ふりさけ見れば 春日なる
三笠の山に 出でし月かも

其の二 書く

天の原 ふりさけ見れば 春日なる
三笠の山に 出でし月かも

其の三 写す

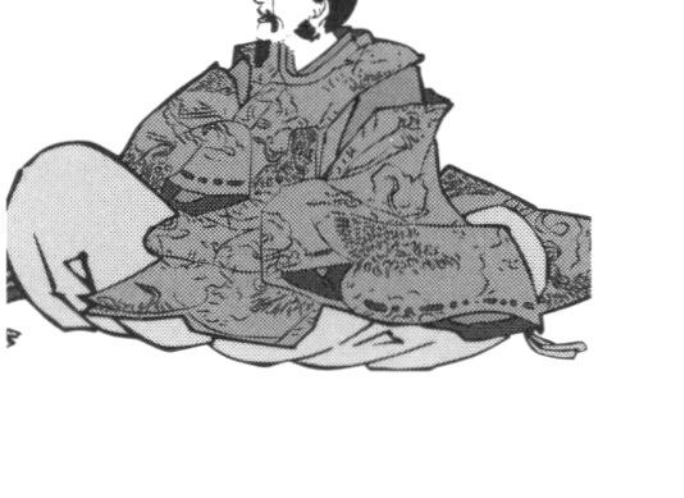

現代語訳

大空をはるかに見渡した先にある月は、あの懐かしい春日にある三笠山の上に出ていたのと同じ月なのだ。

作品解説

大空に輝く月を眺めながら懐かしい故郷を思い出す……。中国での約三十年の生活を終え、帰国する前に開かれた送別会で詠まれた一首です。しかし、日本へ向かう船は強風で難破し、安倍仲麻呂は唐の地で生涯を終えました。

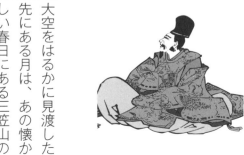

第八首

わが庵《いお》は 都《みやこ》の辰巳《たつみ》 しかぞ住《す》む
世《よ》をうぢ山《じやま》と 人《ひと》はいふ《う》なり

歌人 喜撰法師

日付 月 日（ ）

其の一 読む

わが庵は 都の辰巳 しかぞ住む
世をうぢ山と 人はいふなり

其の二 書く

わが庵は 都の辰巳 しかぞ住む
世をうぢ山と 人はいふなり

其の三 写す

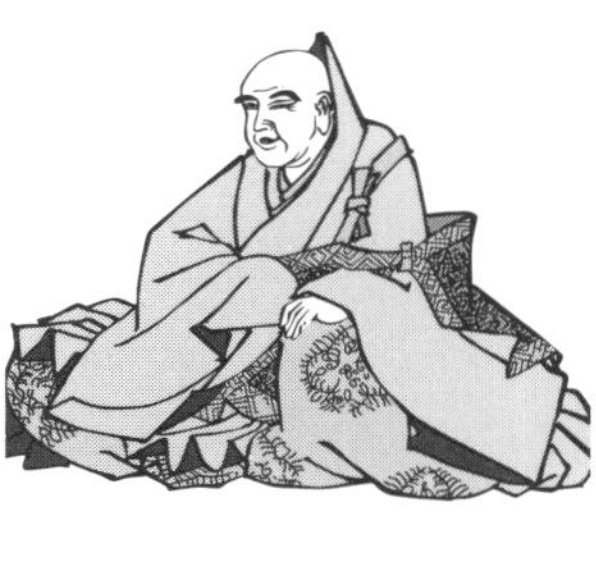

現代語訳

私の小屋は都の東南。このようにおだやかに住んでいる。世の中がつらくて宇治山に住んでいるだなんて皆は言うが。

作品解説

京の都から東南（辰巳の方角）にある「宇治山」と、「つらい・情けない」の意味である「憂し」を掛けて、言葉の洒落を楽しんでいるような明るい歌。京都府宇治市にある宇治山は現在では歌人の名をとって「喜撰山」と呼ばれています。

第九首

歌人 小野小町

日付 月 日（ ）

其の一 読む

花《はな》の色《いろ》は うつりにけりな いたづらに
わが身《み》世《よ》に ふる ながめせしまに

其の二 書く

花の色は うつりにけりな いたづらに
わが身世に ふる ながめせしまに

花の色は うつりにけりな いたづらに
わが身世に ふる ながめせしまに

其の三 写す

世界三大美女の一人

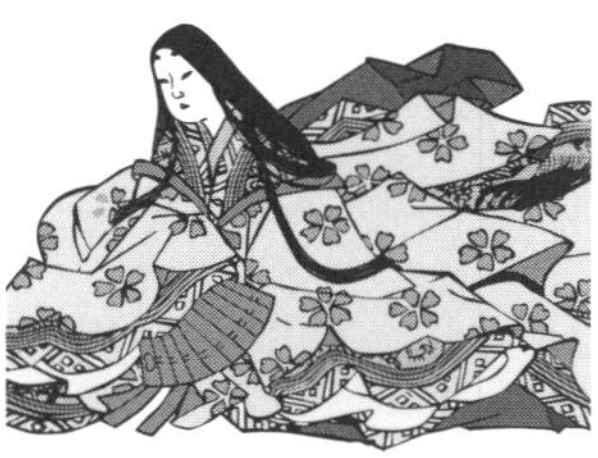

現代語訳

桜の花は色あせてしまった。長雨にあたるうちに。私も雨を眺めて物思いしている間に、美しいときが過ぎてしまった。

作品解説

盛りの過ぎた桜の花と、自らの容姿を重ねる「絶世の美女」小野小町ならではの歌です。美しかったからこそ、老いもまた……。古来「花」といえば梅の花を指していましたが、この歌では開花の時期の短い、儚い花である桜が詠まれています。

第十首

歌人 **蝉丸**

日付 月 日（ ）

これやこの 行《ゆ》くも帰《かえ》るも 別《わか》れては 知《し》るも知《し》らぬも あ《お》ふ《う》坂《さか》の関《せき》

其の一 **読む**

これやこの 行くも帰るも 別れては 知るも知らぬも あふ坂の関

其の二 **書く**

これやこの 行くも帰るも 別れては 知るも知らぬも あふ坂の関

其の三 **写す**

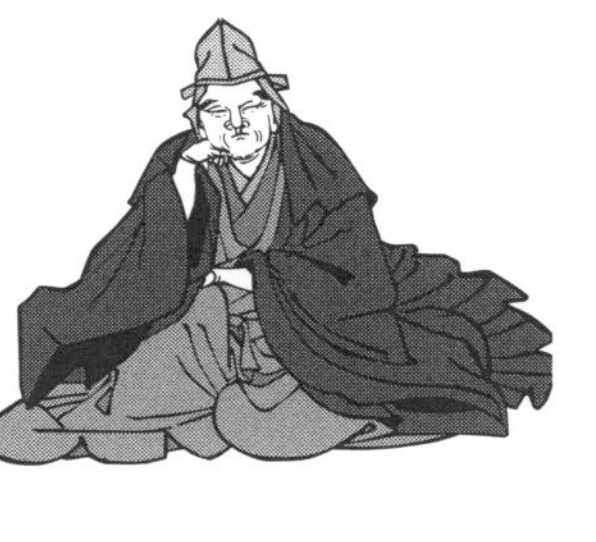

現代語訳

これがあの、都から東へ行く人も都へ帰ってくる人も、知っている人も知らない人も、出会って別れるという逢坂の関！

作品解説

声に出して読んだときに、繰り返しが楽しい一首です。「逢坂の関」は山城国（京都）と近江国（滋賀）の境にあった古い関所。様々な人生が交差する場所でした。琵琶の名手であるという蝉丸を祀った神社が、現在も関所跡付近にあります。

第十一首

歌人　参議篁

わたの原《はら》八十島《やそしま》かけて 漕《こ》ぎ出《い》でぬと
人《ひと》には告《つ》げよ あまの釣舟《つりぶね》

日付
月　日（　）

其の一 読む

わたの原 八十島かけて 漕ぎ出でぬと
人には告げよ あまの釣舟

其の二 書く

わたの原 八十島かけて 漕ぎ出でぬと
人には告げよ あまの釣舟

其の三 写す

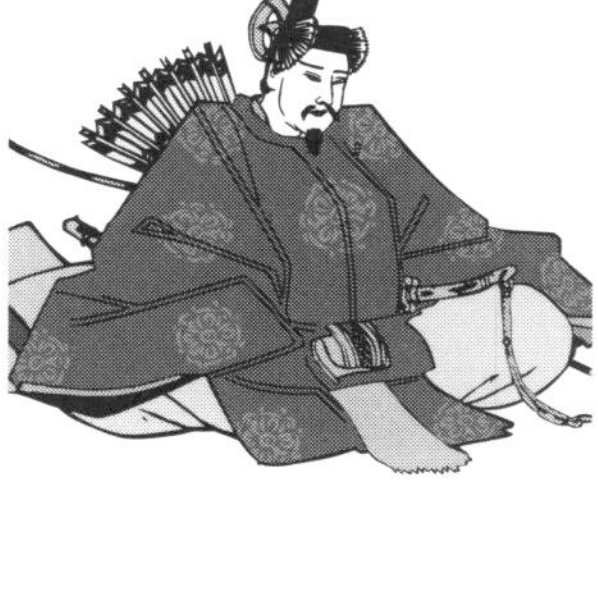

現代語訳

広くはてしない海原を、たくさんの島々目指して私は漕ぎ出して行ったと、都の人に伝えておくれ、漁師の釣り舟よ。

作品解説

遣唐使船の乗船を巡って嵯峨上皇の怒りをかい、島へと流されることになったときの、不安と悲しみに満ちた一首。二年後に許され、都に戻り出世しました。小野篁は夜になると冥界に行き閻魔大王に仕えていた、という伝説もあります。

第十二首

歌人 僧正遍昭

天《あま》つ風《かぜ》 雲《くも》の通《かよ》ひ路《じ》 吹《ふ》きとぢ《じ》よ
乙女《おとめ》の姿《すがた》 しばしとどめむ《ん》

日付 月 日（ ）

其の一 読む

天つ風 雲の通ひ路 吹きとぢよ
乙女の姿 しばしとどめむ

其の二 書く

天つ風 雲の通ひ路 吹きとぢよ
乙女の姿 しばしとどめむ

其の三 写す

貫之が認めた六歌仙

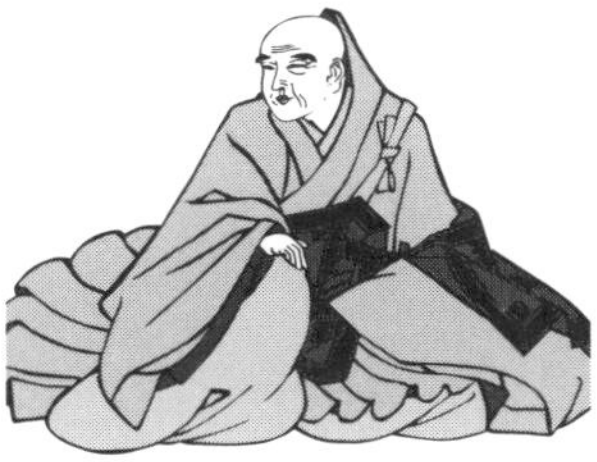

現代語訳

空を吹く風よ、雲の中の通り道を吹き閉じておくれ。天女のような舞姫たちを、もうしばらく地上に留めておきたいから。

作品解説

宮中で行われた「新嘗祭」での「五節の舞姫」の踊りを見ての感動を「まるで本物の天女のようだ」と幻想的な歌に詠みあげました。少女たちは、華やかな装いの少女たちは、さぞ美しかったことでしょう。作者・良岑宗貞が出家して僧になる前の一首。

第十三首

歌人 陽成院

日付
月　日（　）

筑波嶺《つくばね》の　峰《みね》より落《お》つる　みなの川《がわ》
恋《こい》ぞ積《つ》もりて　淵《ふち》となりぬる

其の一 読む

筑波嶺の　峰より落つる　みなの川
恋ぞ積もりて　淵となりぬる

其の二 書く

筑波嶺の　峰より落つる　みなの川
恋ぞ積もりて　淵となりぬる

其の三 写す

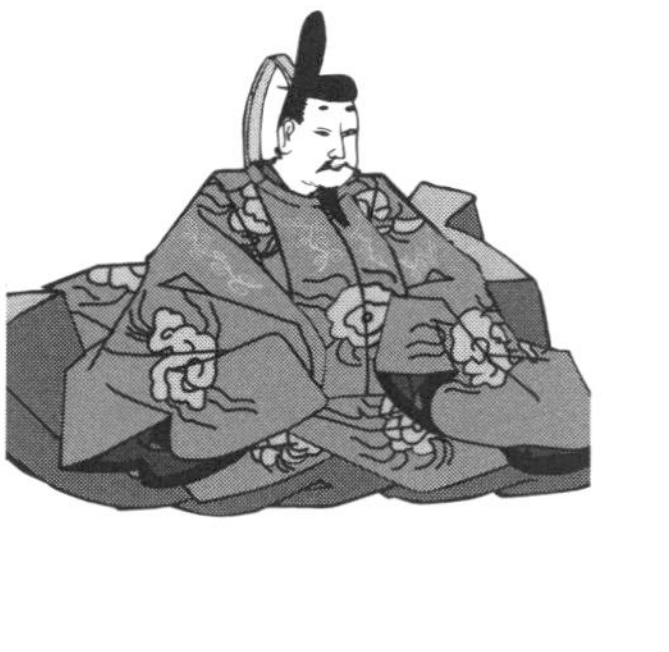

現代語訳

筑波山の峰から流れ落ちてゆく男女川が、しだいに深い淵になるように、私の恋心も積もって深くなってしまった。

作品解説

のちに后となった女性に贈った歌です。ほのかな恋心が、時間をかけてだんだんと深い思いへと変わってゆく。「筑波山」は男女が出会う「歌垣」の場です。第五十七代天皇である陽成院は十歳で即位しましたが、病のため十七歳で譲位しました。

第十四首

歌人 河原左大臣

其の一 読む

陸奥《みちのく》のしのぶもぢずり《じ》誰《たれ》ゆゑ《え》に
乱《みだ》れそめにしわれならなくに

日付　月　日（　）

其の二 書く

陸奥のしのぶもぢずり誰ゆゑに
乱れそめにしわれならなくに

陸奥のしのぶもぢずり誰ゆゑに
乱れそめにしわれならなくに

其の三 写す

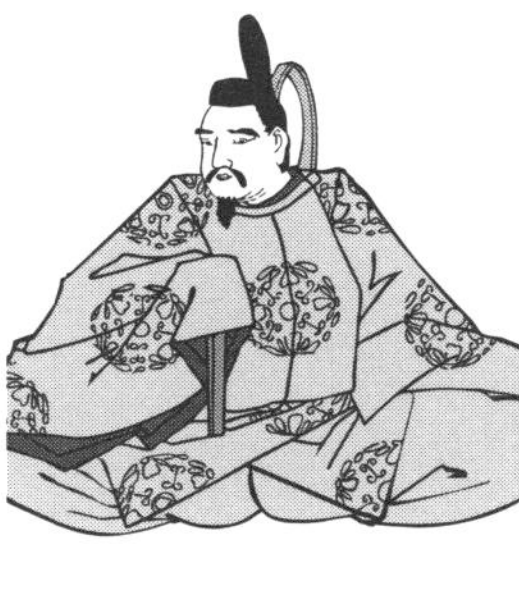

現代語訳

陸奥の染め物「しのぶもじずり」の乱れ模様のように、誰のせいで心が乱れ始めたのでしょう。私のせいではないのに。

作品解説

初々しい恋の歌です。「こんな気持ちになったことはない。これはあなたのせいですよ」ととまどい悩む姿。『伊勢物語』にも引用される代表的な恋歌です。源融は河原院に豪奢な屋敷を建て、宇治にあった別荘はその後平等院になりました。

第十五首

歌人　光孝天皇

月　日（　）

其の一　読む

君《きみ》がため 春《はる》の野《の》に出《い》でて 若菜《わかな》つむ
わが衣手《ころもで》に 雪《ゆき》は降《ふ》りつつ

君がため 春の野に出でて 若菜つむ
わが衣手に 雪は降りつつ

其の二　書く

君がため 春の野に出でて 若菜つむ
わが衣手に 雪は降りつつ

其の三　写す

現代語訳

あなたのために、早春の野原に出て若菜を摘んでいる私の着物の袖に、雪が降り続いている。

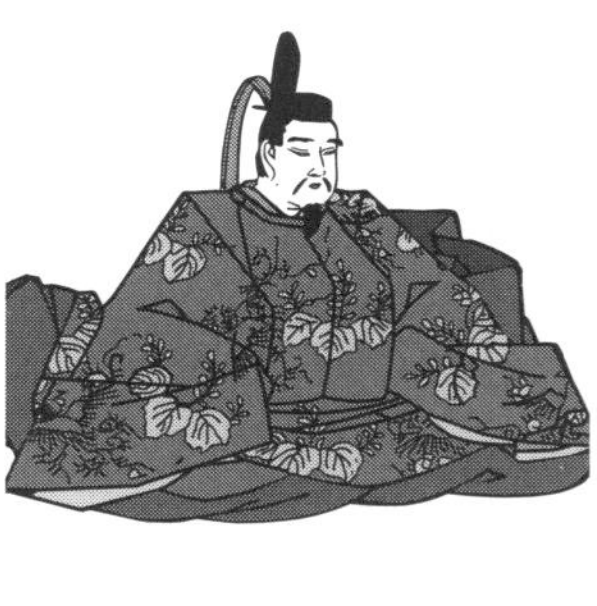

作品解説

若菜に添えられた挨拶歌です。今も七草がゆを食べるように、セリやナズナを食べることで、邪気を払い万病を除くとされました。柔らかな緑と、雪の白が美しく映えています。光孝天皇は陽成院の後に第五十八代天皇として五十五歳で即位。

第十六首

歌人　中納言行平

日付　月　日（　）

其の一　読む

立《た》ち別《わか》れ　いなばの山《やま》の　峰《みね》に生《お》ふ《う》る
まつとし聞《き》かば　いま帰《かえ》り来《こ》む《ん》

其の二　書く

立ち別れ　いなばの山の　峰に生ふる
まつとし聞かば　いま帰り来む

立ち別れ　いなばの山の　峰に生ふる
まつとし聞かば　いま帰り来む

其の三　写す

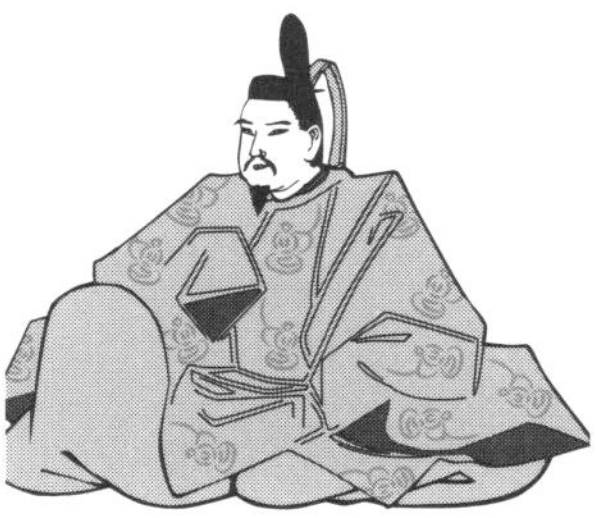

現代語訳

これから別れて因幡へ行くとしても、因幡山の峰に生える松のように、みんなが私を「待つ」と聞いたならすぐに帰ろう。

作品解説

地方官として因幡国（鳥取）へ赴任することになったときに、都の人たちとの別れを惜しんでの一首。旅立ちの心細さを歌いつつも、「いなば」「まつ」の二組の掛詞にテクニックが光ります。在原業平の異母兄としても知られています。

第十七首

歌人　在原業平朝臣

日付　月　日（　）

其の一　読む

ちはやぶる 神代《かみよ》も聞《き》かず 龍田川《たつたがわ》
から紅《くれない》に 水《みず》くくるとは

其の二　書く

ちはやぶる 神代も聞かず 龍田川
から紅に 水くくるとは

ちはやぶる 神代も聞かず 龍田川
から紅に 水くくるとは

其の三　写す

美男の六歌仙

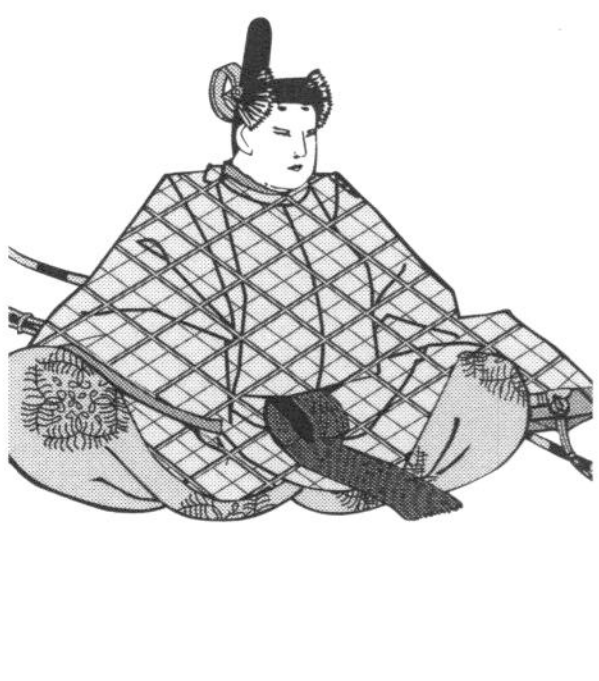

現代語訳

不思議なことが多かった神代でも聞いたことがない。龍田川（竜田川）を紅葉が流れて、唐紅色のしぼり染めにするとは。

作品解説

実際の龍田川を見てではなく、紅葉の描かれた屏風をお題に詠まれた歌です。「からくれない」は鮮やかで美しい紅色のこと。大仰に豪華なイメージで詠みあげました。『伊勢物語』の主人公であり、恋多きイケメンとして名高い歌人です。

第十八首

歌人　藤原敏行朝臣

日付　月　日（　）

其の一　読む

住《すみ》の江《え》の 岸《きし》に寄《よ》る波《なみ》 よるさへ《え》や
夢《ゆめ》の通ひ《かよい》路《じ》 人目《ひとめ》よくらむ《ん》

其の二　書く

住の江の 岸に寄る波 よるさへや
夢の通ひ路 人目よくらむ

住の江の 岸に寄る波 よるさへや
夢の通ひ路 人目よくらむ

其の三　写す

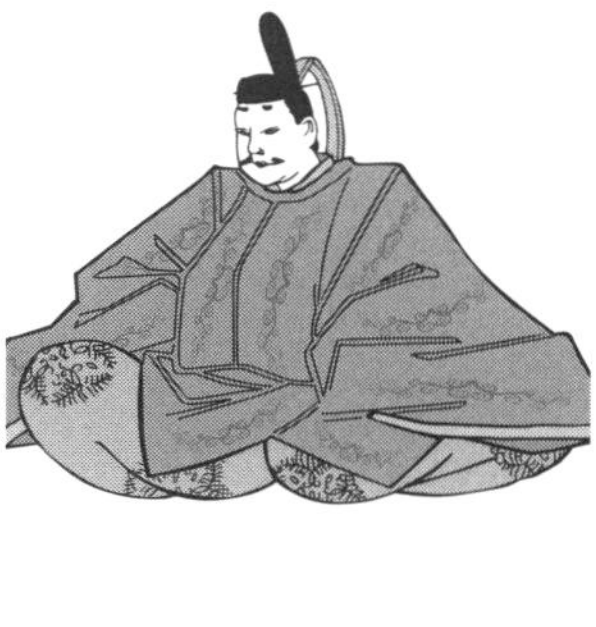

現代語訳

住ノ江の海岸に寄る波のようにあなたに心を寄せているのに、夜の夢の中道でさえどうして人目を避けるのでしょうか。

作品解説

なかなか会うことのできない相手に、せめて夢の中で会いたい、それなのに……、というせつない思い。男性である作者が女性の立場になって詠んだ歌です。三十六歌仙に選ばれ、歌人としてだけではなく、書家としても活躍しました。

第十九首

歌人 伊勢

其の一 読む

難波潟《なにわがた》 短《みじか》き葦《あし》の ふしの間《ま》も
逢《あ》はでこの世《よ》を 過《す》ぐしてよとや

其の二 書く

難波潟 短き葦の ふしの間も
逢はでこの世を 過ぐしてよとや

其の三 写す

日付

月　日（　）

恋詠う三十六歌仙

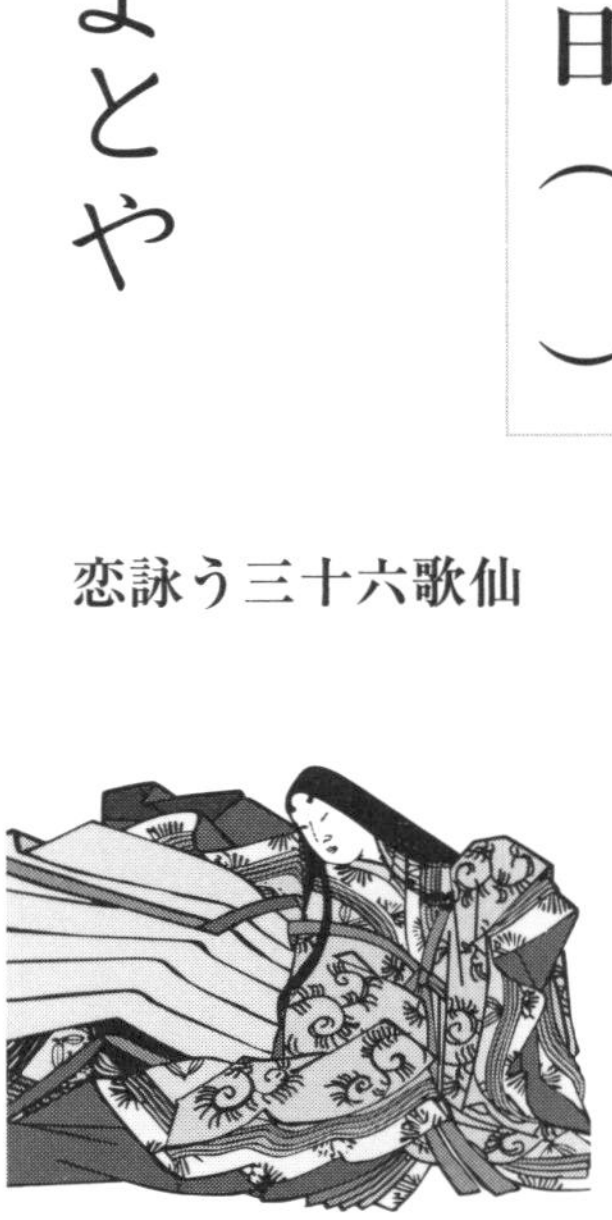

現代語訳

難波潟に生えている葦の、節と節の短い間ほどのわずかな時間も、あなたに会うことなく過ごせというのだろうか。

作品解説

「難波」は現在の大阪市周辺の古称です。水辺にアシの草が生える荒涼とした水辺は作者の心象風景とも重なり、つれない恋人への切実な思いにあふれています。作者は多くの男性に愛されたエピソードを持つ、『古今集』を代表する歌人です。

第二十首

歌人 元良親王

日付 月 日（ ）

其の一 読む

侘《わ》びぬれば 今《いま》はた同《おな》じ 難波《なにわ》なる
みをつくしても 逢《あ》は《わ》む《ん》とぞ思《おも》ふ《う》

其の二 書く

侘びぬれば 今はた同じ 難波なる
みをつくしても 逢はむとぞ思ふ

其の三 写す

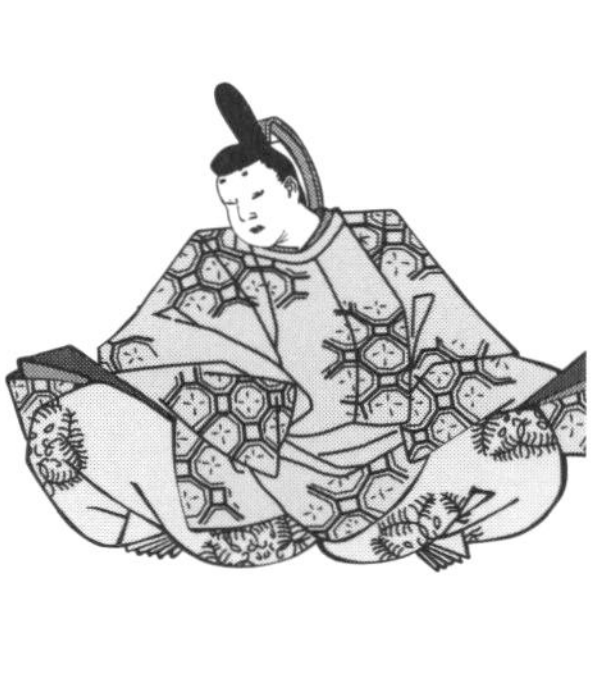

現代語訳

悩み苦しみ身を捨てた今となっては同じこと。難波の「澪標《みおつくし》」のように「身を尽くし」てもあなたに会おうと思う。

作品解説

天皇の女御である相手との秘められた恋が露顕し、「もうこの身が破滅してもかまわない」という情熱的な歌。「みをつくし」という掛詞や歌枕の「難波」を読み込むなど、風流人として名高い作者ならではの、激情に溺れ過ぎない一首です。

第二十一首

歌人 素性法師

日付 月 日（ ）

今《いま》来《こ》む《ん》と いひ《い》しばかりに 長月《ながつき》の 有明《ありあけ》の月《つき》を 待《ま》ち出《い》でつるかな

其の一 読む

今来むと いひしばかりに 長月の 有明の月を 待ち出でつるかな

其の二 書く

今来むと いひしばかりに 長月の 有明の月を 待ち出でつるかな

其の三 写す

春を詠む三十六歌仙

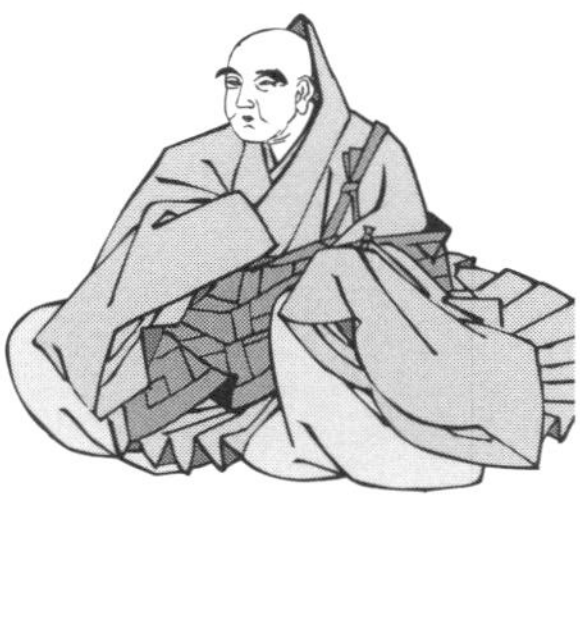

現代語訳

すぐ行くよ、とあなたが言ったばかりに、九月の長い夜に、明け方の月が出てしまうまで待っていたよ。

作品解説

平安時代、恋人同士が会うには、男性が女性の家を訪ねるのが一般的でした。「今すぐ来る」という約束を信じて待ち続け、本来なら帰る時間である夜明けの月を見るほどまでになってしまった……、と女心をよく理解している法師ですね。

第二十二首

歌人　文屋康秀

吹《ふ》くからに　秋《あき》の草木《くさき》の　しを《お》るれば
むべ山風《やまかぜ》を　嵐《あらし》といふ《う》らむ《ん》

日付　月　日（　）

其の一　読む

吹くからに　秋の草木の　しをるれば
むべ山風を　嵐といふらむ

其の二　書く

吹くからに　秋の草木の　しをるれば
むべ山風を　嵐といふらむ

其の三　写す

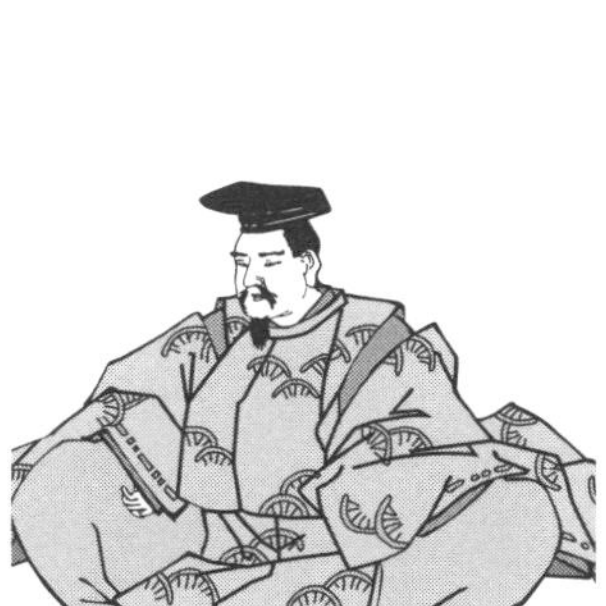

現代語訳

吹くとすぐに秋の草木をしおれさせてしまう。なるほど、だから山から吹く風を「嵐」というのであろうか。

作品解説

「嵐」という字を分解すると「山」と「風」になり、「荒らす」から「嵐」なんだと発見して喜んでいる子どものような言葉遊び歌です。六歌仙でもある作者が歌合の場で詠んだもので、機知に富んだユーモラスさがさぞ受けたことでしょう。

第二十三首

歌人　大江千里

日付　月　日（　）

其の一　読む

月《つき》見《み》れば　ちぢにものこそ　悲《かな》しけれ
わが身《み》ひとつの　秋《あき》にはあらねど

其の二　書く

月見れば　ちぢにものこそ　悲しけれ
わが身ひとつの　秋にはあらねど

月見れば　ちぢにものこそ　悲しけれ
わが身ひとつの　秋にはあらねど

其の三　写す

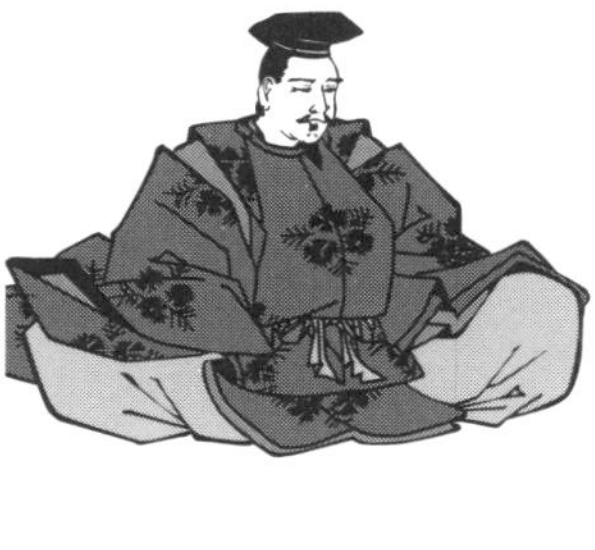

現代語訳

月を見ると様々な物事すべてが悲しく思えて、心が千々に乱れます。私ひとりのためだけの秋ではないけれど。

作品解説

月を見上げながら、孤独に物思いにふける姿が浮かびます。秋は「物悲しい季節」であるという感覚は、平安時代初期から定番となっていました。作者の大江千里は漢詩が得意で、この歌も白居易の「燕子楼」をアレンジして和歌にしています。

第二十四首

歌人　菅家

日付　月　日（　）

このたびは　幣《ぬさ》もとりあへ《え》ず　手向山《たむけやま》
紅葉《もみじ》の錦《にしき》　神《かみ》のまにまに

其の一　読む

このたびは　幣もとりあへず　手向山
紅葉の錦　神のまにまに

其の二　書く

このたびは　幣もとりあへず　手向山
紅葉の錦　神のまにまに

其の三　写す

学問の神様

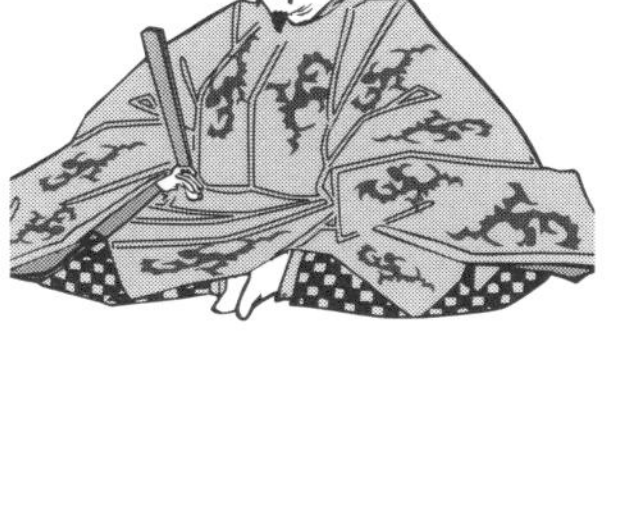

現代語訳

今回の旅は急で、幣も用意していません。手向山の錦織のような紅葉をお供えします。神様の心のままにお納めください。

作品解説

宇多上皇のお供として、大和地方を巡る旅に出た際に詠まれた一首。急な予定変更で捧げものも用意できず、その代わりにと美しい一枝の紅葉を差し出す。太宰府天満宮に祀られ「学問の神様」として名高い菅原道真らしい機転の利いた歌です。

第二十五首

歌人　三条右大臣

日付　月　日（　）

其の一　読む

名《な》にし負《お》はば　逢坂山《おうさかやま》の　さねかづ《ず》ら
人《ひと》に知《し》られで　来《く》るよしもがな

其の二　書く

名にし負はば　逢坂山の　さねかづら
人に知られで　来るよしもがな

名にし負はば　逢坂山の　さねかづら
人に知られで　来るよしもがな

其の三　写す

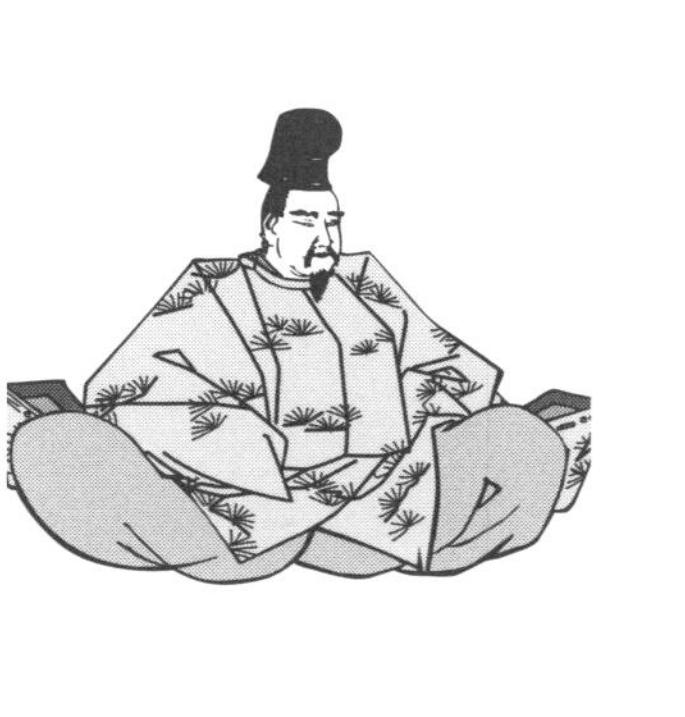

現代語訳

会って共に過ごすという名を持つ逢坂山のサネカズラよ。そのツルを手繰り寄せてひそかに会える方法があればいいのに。

作品解説

秋に美しい赤い実がなり、「美男かずら」とも呼ばれているサネカズラ。ツル性の植物で、枝葉から出る粘液を整髪料として使っていました。「くる」の掛詞で、ツルを「手繰って」「来る」ことができたら、という気持ちを表現しています。

第二十六首

歌人 貞信公

日付 月 日（ ）

小倉山《おぐらやま》 峰《みね》の紅葉葉《もみじば》 心《こころ》あらば
いまひとたびの みゆき待《ま》たなむ《ん》

其の一 読む

其の二 書く

其の三 写す

小倉山 峰の紅葉葉 心あらば
いまひとたびの みゆき待たなむ

小倉山 峰の紅葉葉 心あらば
いまひとたびの みゆき待たなむ

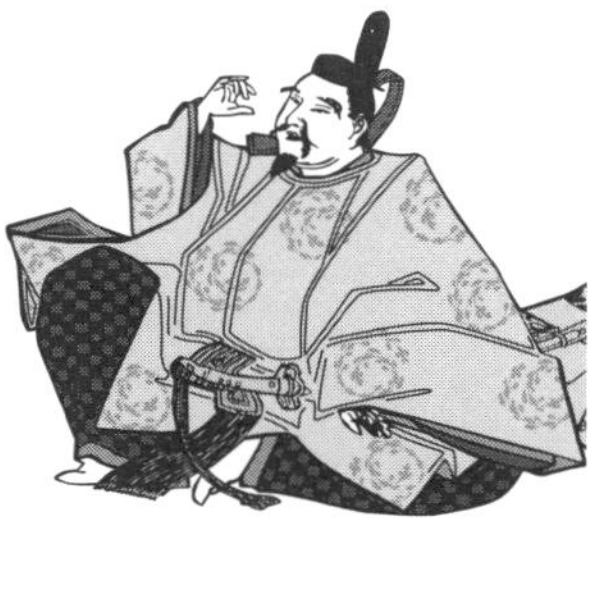

現代語訳

小倉山の峰の紅葉よ。もし心を持っているのならば、もう一度行幸《ぎょうこう》があるまで美しいまま待っていておくれ。

作品解説

宇多上皇が京都の大堰川を旅した際、紅葉の美しさに感動し「息子の醍醐天皇にもお見せしたい」と仰ったのを、作者が歌にして天皇に奏上しました。名勝地として名高い小倉山の紅葉を擬人化して呼びかけるように仕上げた格調高い一首。

第二十七首

歌人　中納言兼輔

日付　月　日（　）

みかの原《はら》　わきて流《なが》るる　泉川《いずみがわ》
いつ見《み》きとてか　恋《こい》しかるらむ《ん》

其の一　読む

みかの原　わきて流るる　泉川
いつ見きとてか　恋しかるらむ

其の二　書く

みかの原　わきて流るる　泉川
いつ見きとてか　恋しかるらむ

其の三　写す

現代語訳

みかの原を分けて流れる泉川の名のように、あなたを「いつ見」たからといって、どうしてこんなに恋しいのだろう。

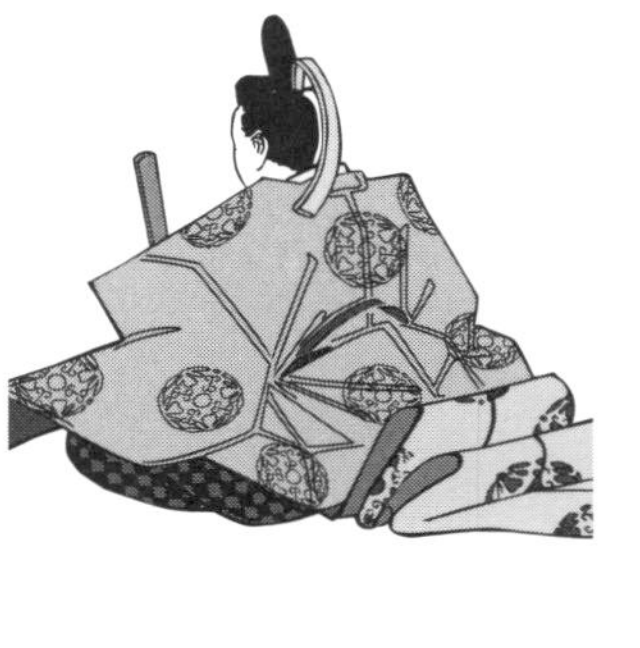

作品解説

まだ一度も会ったことのない恋か、会ったことはあるがしばらく会えずにいる恋かと、古来、解釈の分かれる歌です。「始まったばかりの恋」との説が有力で、まだ見ぬ相手に贈った歌と見られています。作者は紫式部の曾祖父にあたる人物。

第二十八首

歌人　源宗于朝臣

日付　月　日（　）

山里《やまざと》は　冬《ふゆ》ぞ寂《さび》しさ　まさりける
人目《ひとめ》も草《くさ》も　かれぬと思《おも》へば

其の一　読む

其の二　書く

山里は　冬ぞ寂しさ　まさりける
人目も草も　かれぬと思へば

其の三　写す

山里は　冬ぞ寂しさ　まさりける
人目も草も　かれぬと思へば

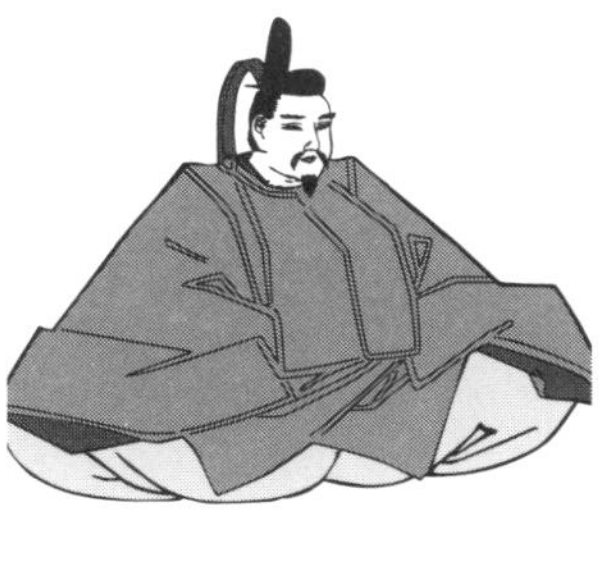

現代語訳

山里は冬になるといっそう寂しく感じられる。人の訪れも途絶え、草も枯れてしまうと思うと。

作品解説

心細く孤独な心と、草も枯れ果てた悲しい景色が重なります。人も自然も同じように冬になると離れて行ってしまう、というふたつの意味を「かれぬ」という掛詞で表現。冬でもにぎやかな都に対して、山里ならではの身に染む寂しさです。

第二十九首

歌人　凡河内躬恒

日付　月　日（　）

其の一　読む

心《こころ》あてに 折《お》らばや折《お》らむ《ん》 初霜《はつしも》の
置《お》きまどはせる 白菊《しらぎく》の花《はな》

其の二　書く

心あてに 折らばや折らむ 初霜の
置きまどはせる 白菊の花

心あてに 折らばや折らむ 初霜の
置きまどはせる 白菊の花

其の三　写す

紀貫之と並ぶ歌人

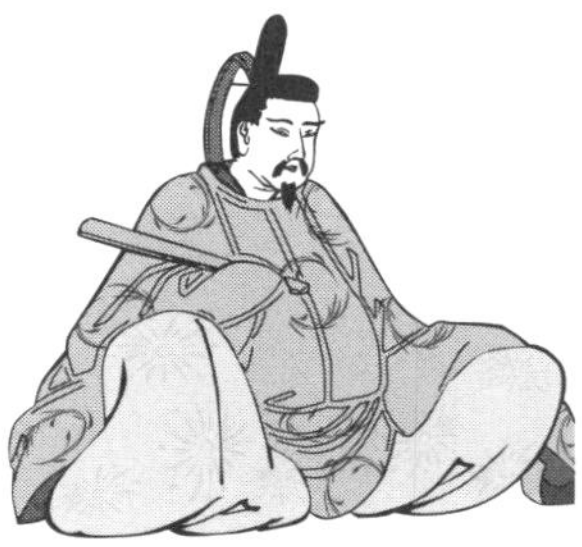

現代語訳

あてずっぽうで折るというならば折ってみようか。初霜が降りて真っ白で見分けがつかなくなっている白い菊の花を。

作品解説

初霜に紛れてしまいそうなほどに白い菊の花の、美しさが際立つ歌です。霜が降りるほどの寒い早朝、その清潔な空気の中に菊は真っ白く、気高く咲いています。作者は三十六歌仙として、また『古今和歌集』の選者としても活躍しました。

第三十首

歌人 壬生忠岑

日付　月　日（　）

其の一 読む

有明《ありあけ》の つれなく見《み》えし 別《わか》れより
暁《あかつき》ばかり 憂《う》きものはなし

其の二 書く

有明の つれなく見えし 別れより
暁ばかり 憂きものはなし

有明の つれなく見えし 別れより
暁ばかり 憂きものはなし

其の三 写す

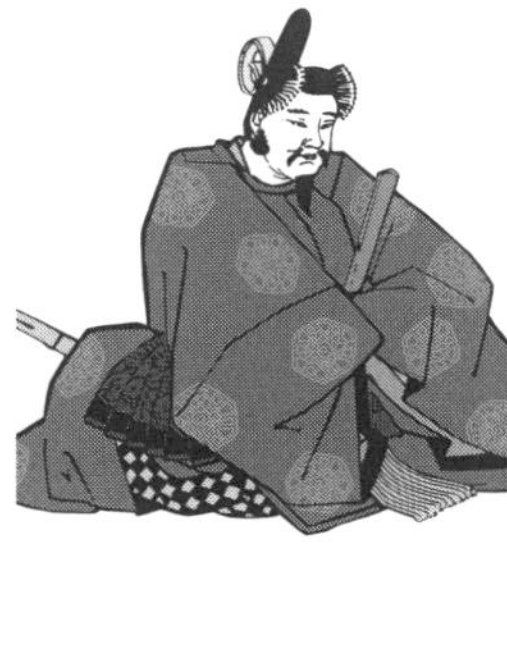

現代語訳

有明けの月が冷たく見えたほどあなたがそっけない様子で別れたときから、暁ほど我が身をつらく思うときはない。

作品解説

新月の数日前の「有明けの月」は、男女が別れる夜明け前に出ていることから、歌によく詠まれてきました。別れた日から、今までずっと、有明けの月を見るたびにせつなく思い起こされる恋。百人一首選者・藤原定家お気に入りの一首です。

第三十一首

歌人　坂上是則

日付　月　日（　）

其の一　読む

朝《あさ》ぼらけ 有明《ありあけ》の月《つき》と 見《み》るまでに
吉野《よしの》の里《さと》に 降《ふ》れる白雪《しらゆき》

其の二　書く

朝ぼらけ 有明の月と 見るまでに
吉野の里に 降れる白雪

朝ぼらけ 有明の月と 見るまでに
吉野の里に 降れる白雪

其の三　写す

現代語訳

夜がほのぼのと明けるころ、有明の月と見違えるほど明るく吉野の里に降り続いている白雪よ。

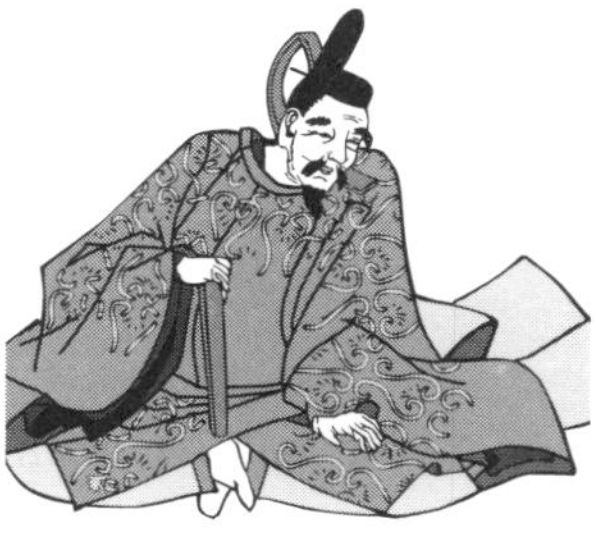

作品解説

冬は雪、春は桜の名所として平安貴族たちのあこがれの場所だった奈良・吉野。夜明け前の薄明りの中、月の光と見間違えるほどに清冽な光を放つ雪の美しさが際立つ歌です。作者は三十六歌仙の一人で蹴鞠の名手としても知られています。

第三十二首

歌人　春道列樹

山川《やまがわ》に　風《かぜ》のかけたる　しがらみは
流《なが》れもあへ《え》ぬ　紅葉《もみじ》なりけり

日付　月　日（　）

其の一　読む

山川に　風のかけたる　しがらみは
流れもあへぬ　紅葉なりけり

其の二　書く

山川に　風のかけたる　しがらみは
流れもあへぬ　紅葉なりけり

其の三　写す

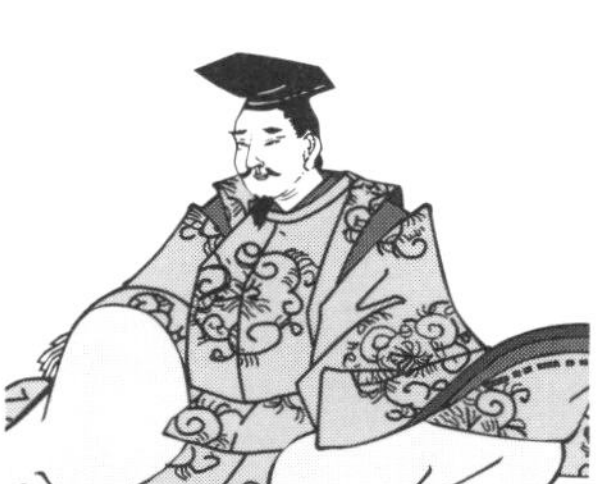

現代語訳

山の中を流れる川に、風がかけた「しがらみ」は流れることができずにいた紅葉であったよ。

作品解説

歌には「滋賀の山越えにて詠める」と添えてあります。京都から大津に向かう途中に、「志賀寺」という人気のお寺がありました。そこへ行く途中でふと小川を見ると、紅葉が吹き溜まっていた。風のいたずらに微笑んでいるような一首です。

第三十三首

歌人 **紀友則**

日付　月　日（　）

久方《ひさかた》の 光《ひかり》のどけき 春《はる》の日《ひ》に
しづこころなく 花《はな》の散《ち》るらむ《ん》

其の一 読む

其の二 書く

久方の 光のどけき 春の日に
しづこころなく 花の散るらむ

久方の 光のどけき 春の日に
しづこころなく 花の散るらむ

其の三 写す

日記文学の創始者

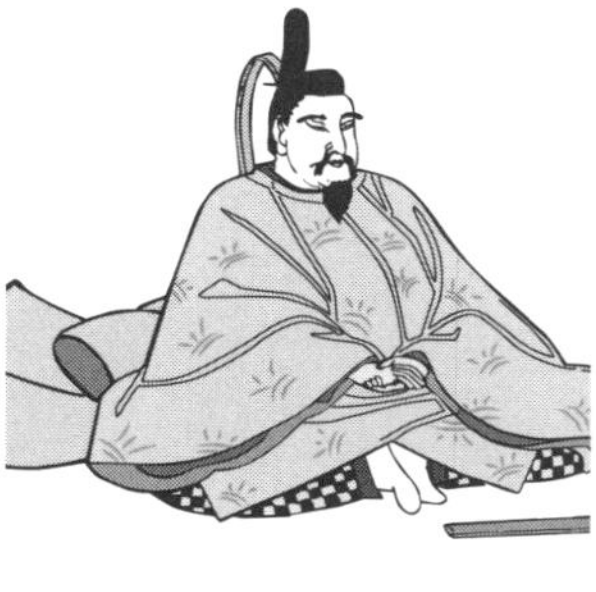

現代語訳

日の光がのどかな春の日に、どうして落ち着いた心もなく、桜は散っていってしまうのだろうか。

作品解説

百人一首の中でも人気の一首。桜の花の咲く爛漫の春を味わいつつも、そのはかなさ、不思議さに思いを馳せる……。桜を見上げたことのある人ならば誰もが共感することでしょう。作者は『古今集』の選者の一人ですが、完成前に没しました。

第三十四首

歌人 藤原興風

日付 月 日（　）

其の一 読む

誰《たれ》をかも 知《し》る人《ひと》にせむ《ん》 高砂《たかさご》の
松《まつ》も昔《むかし》の 友《とも》ならなくに

其の二 書く

誰をかも 知る人にせむ 高砂の
松も昔の 友ならなくに

誰をかも 知る人にせむ 高砂の
松も昔の 友ならなくに

其の三 写す

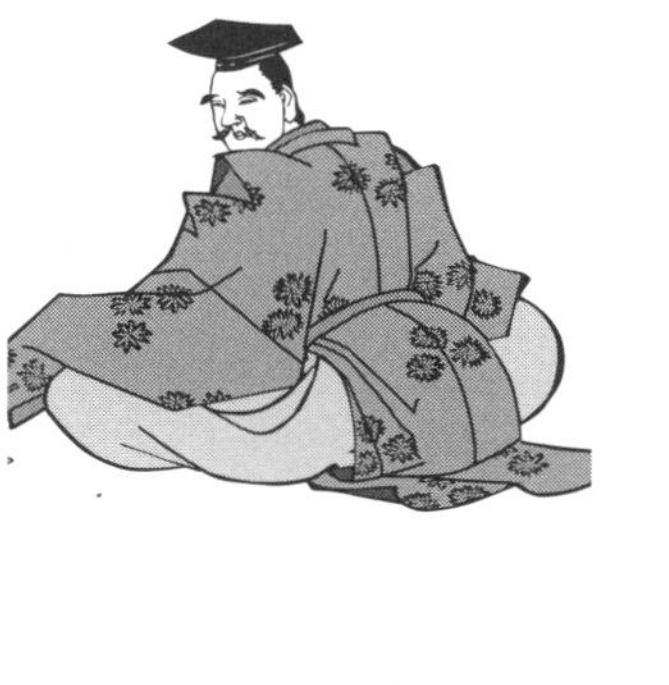

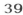

現代語訳

いったい誰を親しい友にしたらいいのだろうか。あの長生きの高砂の松の木も、昔からの友ではないのに。

作品解説

本来なら祝うべき長寿も、昔なじみの友に先立たれて残された身となっては……。同じように長生きしている松の木を友にしようと思っても、夜通し語り合えるような相手ではない。琴の名手で友とよく演奏をしていた作者ならではの歌です。

第三十五首

歌人 **紀貫之**

日付 月 日（ ）

人《ひと》はいさ 心《こころ》もしらず ふるさとは
花《はな》ぞ昔《むかし》の 香《か》ににほ《お》ひ《い》ける

其の一 読む

其の二 書く

人はいさ 心もしらず ふるさとは
花ぞ昔の 香ににほひける

其の三 写す

人はいさ 心もしらず ふるさとは
花ぞ昔の 香ににほひける

古今集の編者

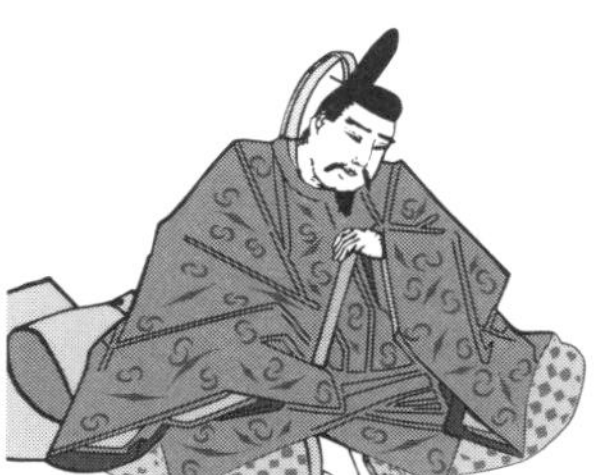

現代語訳

人の心は、さあわかりません。けれど昔なじみの地では梅の花が、昔のまま美しく香りをただよわせています。

作品解説

奈良にある長谷寺に参詣したときの歌です。人の心は移ろいますが、花は昔と変わらずに迎えてくれます。「にほふ」は美しく映える様子を表しますが、平安時代になると香りの意味も持つようになりました。作者は『土佐日記』でも有名です。

第三十六首

歌人 清原深養父

日付 月 日（ ）

其の一 読む

夏《なつ》の夜《よ》は まだ宵《よい》ながら 明《あ》けぬるを
雲《くも》のいづ《ず》こに 月宿《つきやど》るらむ《ん》

夏の夜は まだ宵ながら 明けぬるを
雲のいづこに 月宿るらむ

其の二 書く

夏の夜は まだ宵ながら 明けぬるを
雲のいづこに 月宿るらむ

其の三 写す

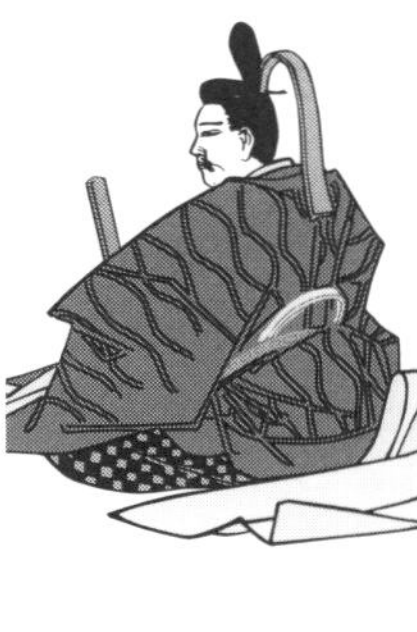

現代語訳

夏の夜は、まだ宵だと思っているうちに明けてしまった。雲のどのあたりに月は宿をとっているのだろうか。

作品解説

月は毎晩西の山にある「宿」に帰ると考えられていました。夜になったばかりだというのにもう夜明けが来てしまった！と大げさに表現し、宿に帰れないで朝を迎えてしまった月を思いやる様子は、まるで親しい友人を思うかのようです。

第三十七首

歌人　文屋朝康

日付　月　日（　）

其の一　読む

白露《しらつゆ》に　風《かぜ》の吹《ふ》きしく　秋《あき》の野《の》は
つらぬきとめぬ　玉《たま》ぞ散《ち》りける

其の二　書く

白露に　風の吹きしく　秋の野は
つらぬきとめぬ　玉ぞ散りける

白露に　風の吹きしく　秋の野は
つらぬきとめぬ　玉ぞ散りける

其の三　写す

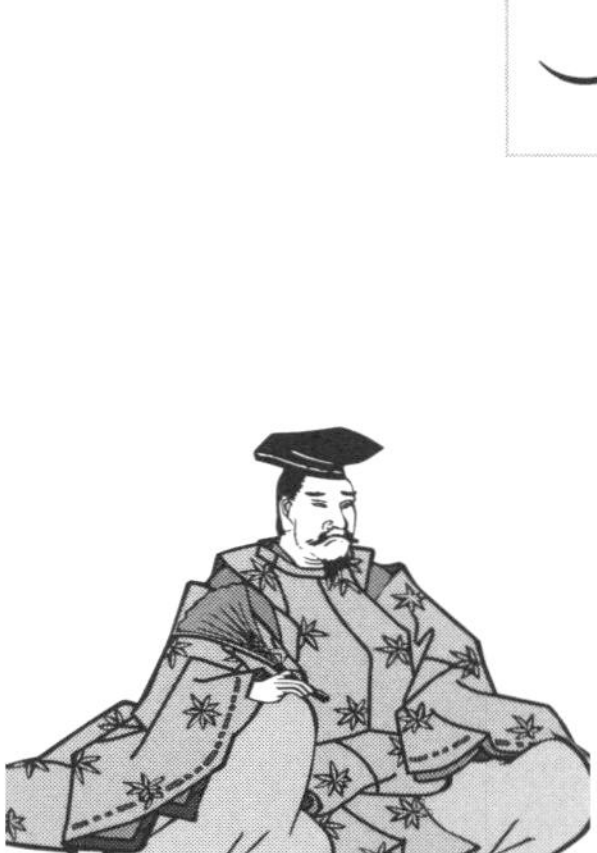

現代語訳

草の上で光る白露に風がしきりに吹きつけている秋の野原は、糸を通していない玉が乱れ散っているようだなあ。

作品解説

「玉」とは真珠や水晶などの宝石のこと。露を真珠に見立てることはありましたが、紐で止められていない玉が乱れ散っている、と幻想的に詠んだところに作者の美意識が現れています。草花の咲く秋の野と玉との組み合わせも見事です。

第三十八首

歌人　右近

忘《わす》らるる　身《み》をば思は《おもわ》ず　誓ひ《ちかい》てし
人《ひと》の命《いのち》の　惜《お》しくもあるかな

日付　月　日（　）

其の一　読む

忘らるる　身をば思はず　誓ひてし
人の命の　惜しくもあるかな

其の二　書く

忘らるる　身をば思はず　誓ひてし
人の命の　惜しくもあるかな

其の三　写す

恋多き歌人

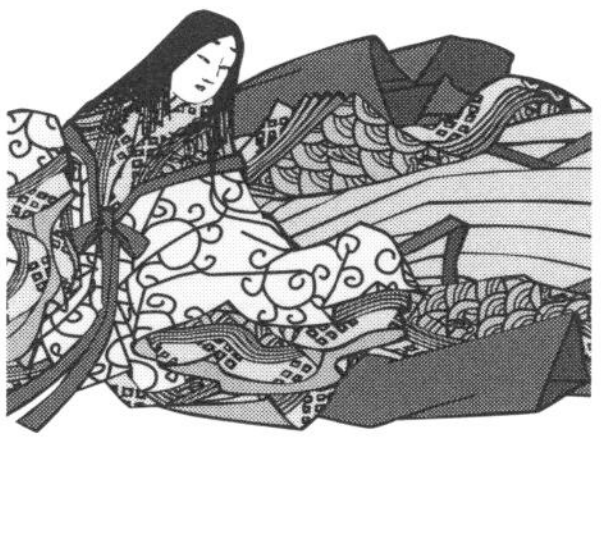

現代語訳

あなたに忘れられた私の身は何とも思わない。神に永遠の愛を誓ったあなたの命が罰で失われるのが惜しいのだ。

作品解説

『大和物語』には、恋人が「けっして君を忘れない」と誓ったのに約束を破ったのでこの歌を詠んだ、と書かれています。「自分の身はかまわない、あなたに罰が下るのが心配」という言葉は、相手への気づかいか、それとも皮肉でしょうか。

第三十九首

歌人 参議等

日付 月 日（ ）

其の一 読む

浅茅生《あさじゅう》の 小野《おの》の篠原《しのはら》 忍《しの》ぶれど
あまりてなどか 人《ひと》の恋《こい》しき

其の二 書く

浅茅生の 小野の篠原 忍ぶれど
あまりてなどか 人の恋しき

其の三 写す

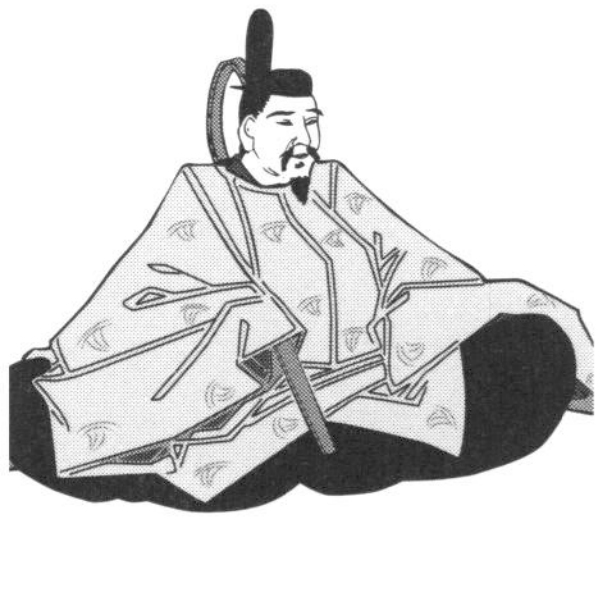

現代語訳

短い茅の生える野の篠原の「しの」の名のように、忍んでも忍びきれない。どうしてこんなにあなたが恋しいのでしょう。

作品解説

人目を忍ばなければいけない恋なのに、思いがあふれそうだ、と自らの情熱に戸惑う一首。ざわめく篠原のイメージも効果的です。政治家として活躍しましたが、歌人としての経歴は残っておらず、百人一首に選ばれたことで名を残しました。

第四十首

歌人　平兼盛

日付　月　日（　）

忍《しの》ぶれど　色《いろ》に出《い》でにけり　わが恋《こい》は
ものや思《おも》ふ《う》と　人《ひと》の問《と》ふ《う》まで

其の一　読む

其の二　書く

忍ぶれど　色に出でにけり　わが恋は
ものや思ふと　人の問ふまで

忍ぶれど　色に出でにけり　わが恋は
ものや思ふと　人の問ふまで

其の三　写す

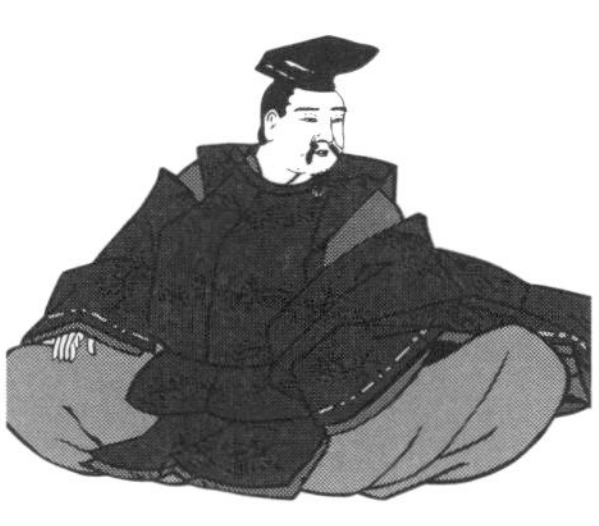

現代語訳

心に秘めていたけれど、顔色に出てしまった、私の恋心は。「思い悩んでいるのですか」と人が尋ねるほどに。

作品解説

二組に分かれて歌の優劣を競う「歌合」で、続く四十一首目の「恋すてふ」と「忍ぶ恋」の題で番《つが》えられた歌です。倒置法や「なにか悩んでいるのですか」という会話を交え、隠しても顔に出てしまう恋心への戸惑いを上手く表現しています。

第四十一首

歌人　壬生忠見

日付　月　日（　）

恋《こい》すてふ《ちょう》　わが名《な》はまだき　立《た》ちにけり
人《ひと》知《し》れずこそ　思《おも》ひ《い》そめしか

其の一　読む

恋すてふ　わが名はまだき　立ちにけり
人知れずこそ　思ひそめしか

其の二　書く

恋すてふ　わが名はまだき　立ちにけり
人知れずこそ　思ひそめしか

其の三　写す

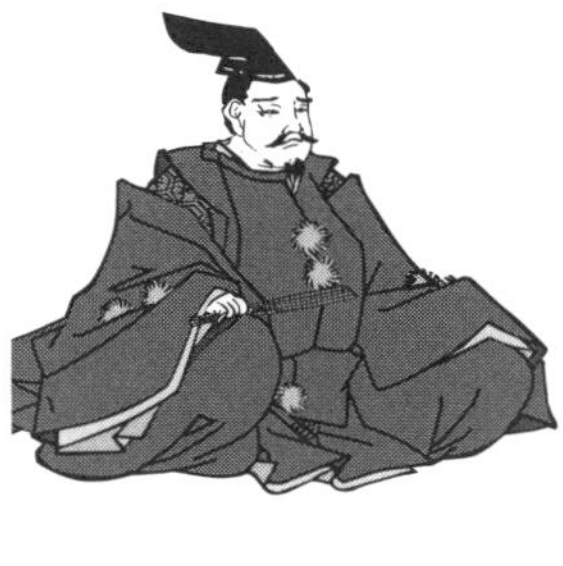

現代語訳

恋をしているという私の噂が早くも広がってしまった。誰にも知られず、ひっそりと思い始めたばかりなのに。

作品解説

歌合で結びを飾る歌として四十首目と並べられましたが、どちらも優れていて判定がつかず。そこで主催の村上天皇が「しのぶれど」とつぶやかれたので勝敗が決まりました。負けてしまった「恋すてふ」ですが、後年高く評価されました。

第四十二首

歌人 清原元輔

契《ちぎ》りきな かたみに袖《そで》を しぼりつつ
末《すえ》の松山《まつやま》 浪《なみ》こさじとは

日付 月 日（ ）

其の一 読む

其の二 書く

契りきな かたみに袖を しぼりつつ
末の松山 浪こさじとは

契りきな かたみに袖を しぼりつつ
末の松山 浪こさじとは

其の三 写す

清少納言の父

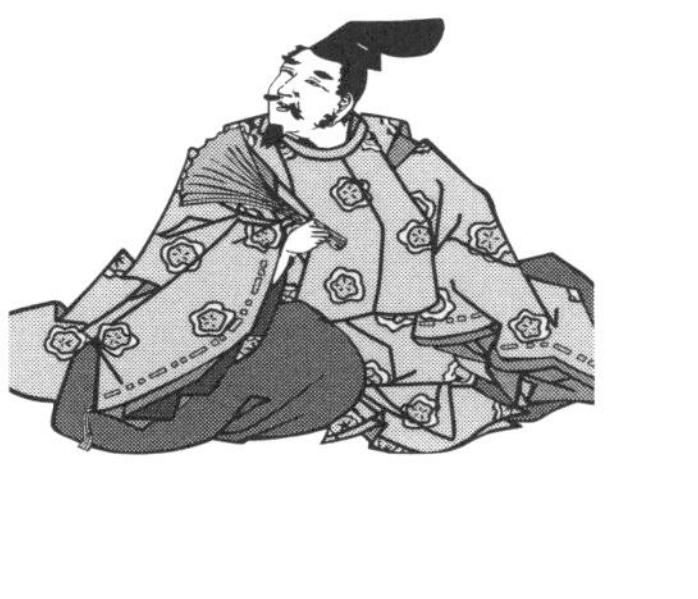

現代語訳

約束しましたね、お互いに涙で濡れる袖を絞りながら。末の松山を波が越えないように、決して心変わりをしないと。

作品解説

お互いに将来を誓い合って、袖が濡れるほど涙を流したというのに……。心変わりした恋人への歌を依頼されて作者が代作して詠みました。実感を込めて歌いあげられた、才女・清少納言の父らしい味わい深い一首です。

第四十三首

歌人　権中納言敦忠

日付　　月　　日（　）

其の一　読む

逢ひ《あい》見《み》ての　後《のち》の心《こころ》に　くらぶれば
昔《むかし》はものを　思は《おもわ》ざりけり

其の二　書く

逢ひ見ての　後の心に　くらぶれば
昔はものを　思はざりけり
逢ひ見ての　後の心に　くらぶれば
昔はものを　思はざりけり

其の三　写す

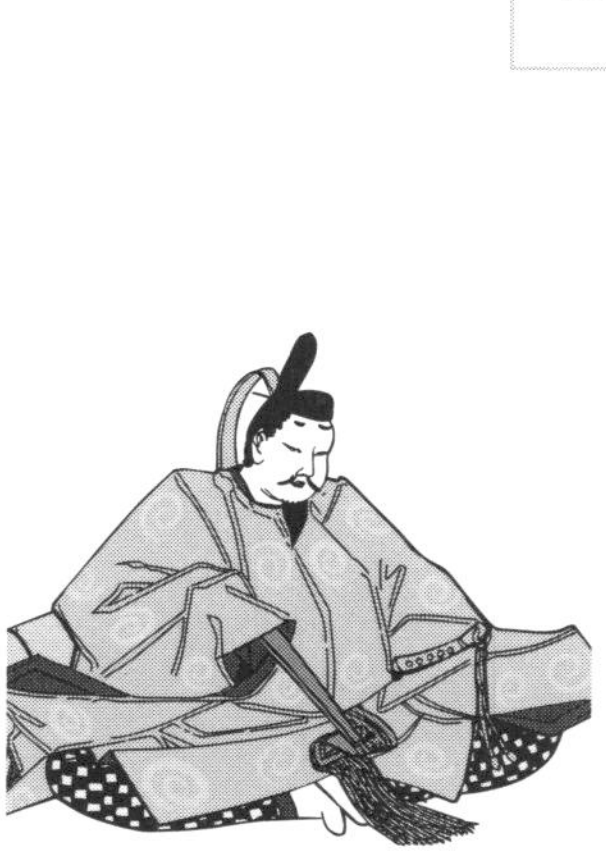

現代語訳

お会いして契りを結んだあとのこのせつない気持ちに比べたら、お会いする前は何も悩んでいなかったようなものだ。

作品解説

初めて恋人に会った翌朝に贈った一首。会いたいと願い、それが叶った後には以前では想像もつかなかったような恋の悩みと苦しみが訪れます。一歩踏み込んだ関係になったからこその苦悩。作者は「琵琶中納言」と呼ばれるほどの琵琶の名手。

第四十四首

歌人 **中納言朝忠**

日付 月 日（ ）

其の一 読む

逢《あ》ふ《う》ことの 絶《た》えてしなくは なかなかに
人《ひと》をも身《み》をも 恨《うら》みざらまし

其の二 書く

逢ふことの 絶えてしなくは なかなかに
人をも身をも 恨みざらまし

逢ふことの 絶えてしなくは なかなかに
人をも身をも 恨みざらまし

其の三 写す

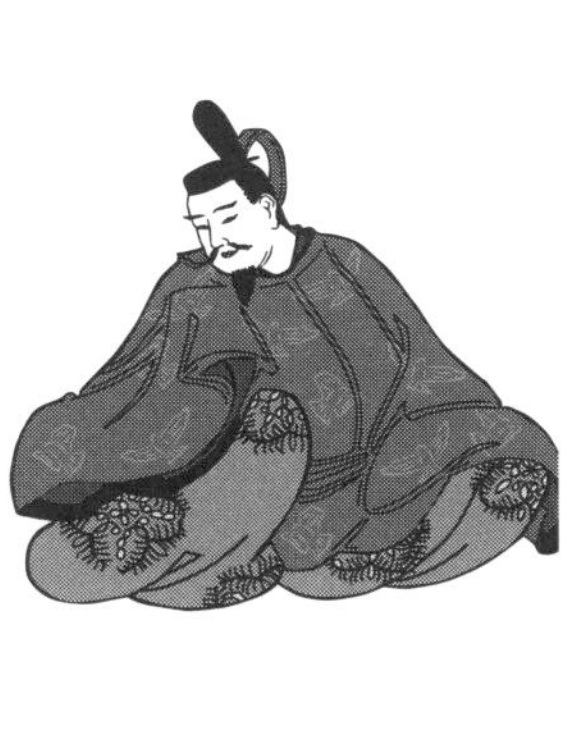

現代語訳

もし、あなたに会うことがまったくなかったら、かえってあなたのことも自分自身のことも恨んだりしなかったのに。

作品解説

恋の苦しみの歌が続きます。会えなければ会いたいと願い、会った後は別れがつらくなり……。この歌では「会わなければよかったのに」と期待したようにならない恋の悲しみを。「しのぶれど」「恋すてふ」の歌と同じ歌合で詠まれました。

第四十五首

歌人 謙徳公

あは《わ》れとも いふ《う》べき人《ひと》は 思《おも》ほ《お》えで
身《み》のいたづ《ず》らに なりぬべきかな

日付 月 日（ ）

其の一 読む

其の二 書く

あはれとも いふべき人は 思ほえで
身のいたづらに なりぬべきかな

あはれとも いふべき人は 思ほえで
身のいたづらに なりぬべきかな

其の三 写す

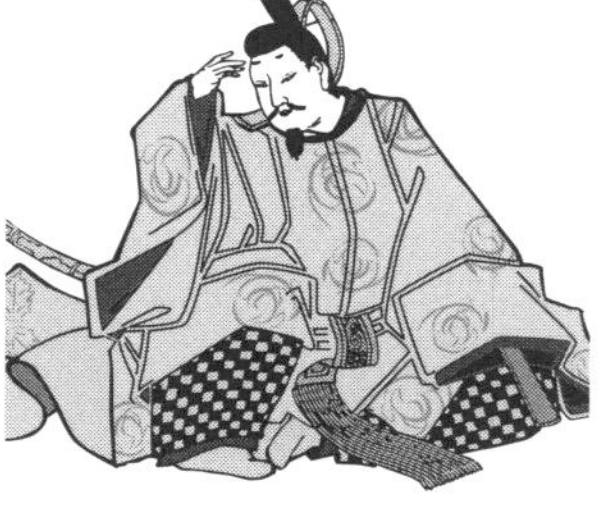

現代語訳

かわいそうに、と言ってくれる人も思い浮かばないまま、きっと私はむなしく死んでしまうのでしょう。

作品解説

ふられてしまったのはあきらめるとしても、せめて「かわいそうに」と情けだけでもかけてもらいたい……身も心も弱り果てた失恋ソングです。家柄もよく政治家として成功した作者ですが、恋愛だけは思い通りにならなかったようです。

第四十六首

歌人 曾禰好忠

由《ゆ》良《ら》のとを わたる舟人《ふなびと》 かぢ《じ》をたえ
ゆくへ《え》も知《し》らぬ 恋《こい》の道《みち》かな

日付
月　日（　）

其の一 読む

由良のとを わたる舟人 かぢをたえ
ゆくへも知らぬ 恋の道かな

其の二 書く

由良のとを わたる舟人 かぢをたえ
ゆくへも知らぬ 恋の道かな

其の三 写す

現代語訳

由良の海峡を渡る舟人が舵を失くして行き先もわからず流れてゆくように、どうなるかわからない恋の道よ。

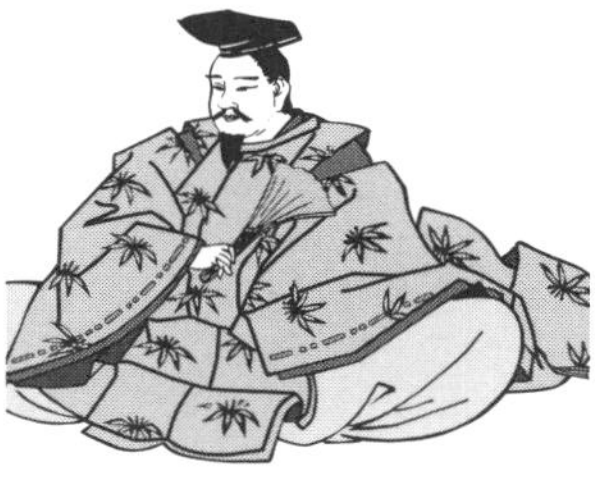

作品解説

流れの激しい海峡に小舟が浮かんでいます。ただでさえ危険なのに、さらに舵を失くしてコントロールできなくなってしまう。自分の意志ではどうにもならない恋心に翻弄される作者の姿が浮かびます。斬新な歌を作る歌人として有名です。

第四十七首

歌人　恵慶法師

日付　月　日（　）

其の一　読む

八重《やえ》むぐら　茂《しげ》れる宿《やど》の　寂《さび》しきに
人《ひと》こそ見《み》えね　秋《あき》は来《き》にけり

其の二　書く

八重むぐら　茂れる宿の　寂しきに
人こそ見えね　秋は来にけり

八重むぐら　茂れる宿の　寂しきに
人こそ見えね　秋は来にけり

其の三　写す

現代語訳

何重にも雑草のむぐらが生い茂る淋しい屋敷に、尋ねて来る人はいないけれど、秋だけは来てくれたのだなあ。

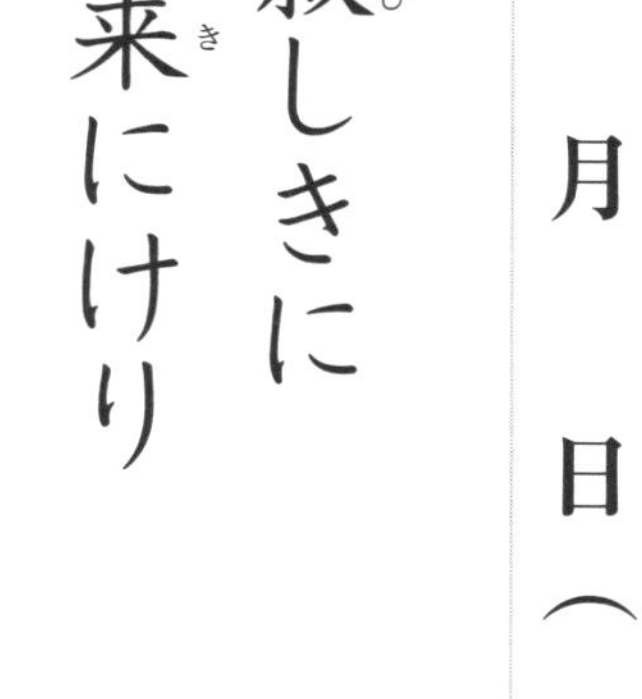

作品解説

かつては奥州・塩釜を模した庭があり豪奢を極めていた屋敷「河原院」。いつしか荒れ果て雑草が茂るほどになってしまいました。そこで歌会を開いていた作者は時の流れの残酷さと、それでもやってくる季節の尊さを歌にしたのでした。

第四十八首

歌人　源重之

風《かぜ》をいたみ 岩打《いわう》つ波《なみ》の おのれのみ
くだけてものを 思《おも》ふころかな

日付　月　日（　）

其の一　読む

風をいたみ 岩打つ波の おのれのみ
くだけてものを 思ふころかな

其の二　書く

風をいたみ 岩打つ波の おのれのみ
くだけてものを 思ふころかな

其の三　写す

百首歌の祖

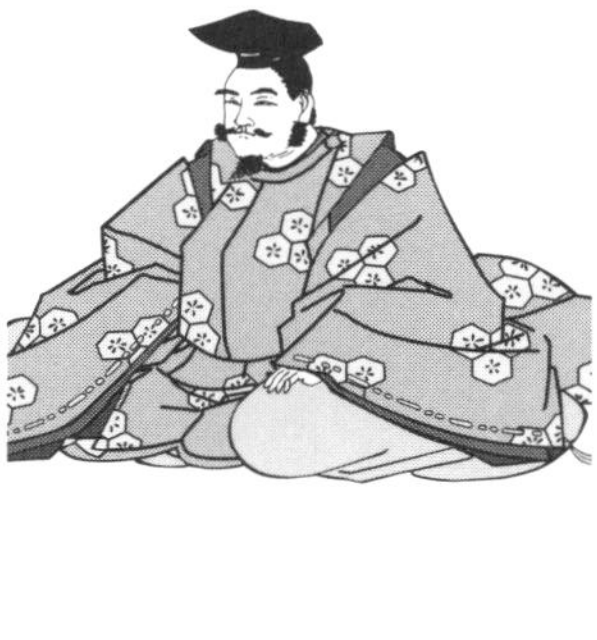

現代語訳

風が激しいので岩に当たる波が砕けてしまうように、私だけが心砕けるほどに思い悩んでいるこの頃だなあ。

作品解説

岩のように冷たく揺るがない女性に対して、砕け散るほどの情念をぶつけています。相手から見れば、激し過ぎる思いは迷惑では……。作者は歌を百首まとめて詠む「百首歌」を始めた人物としても有名で、この歌も「百首歌」のなかの一首です。

第四十九首

歌人 大中臣能宣

日付　月　日（　）

其の一 読む

御垣守《みかきもり》 衛士《えじ》のたく火《ひ》の 夜《よる》は燃《も》え
昼《ひる》は消《き》えつつ ものをこそ思へ《おもえ》

其の二 書く

御垣守 衛士のたく火の 夜は燃え
昼は消えつつ ものをこそ思へ

御垣守 衛士のたく火の 夜は燃え
昼は消えつつ ものをこそ思へ

其の三 写す

現代語訳

宮中の門を警護する兵士たちの焚くかがり火のように、私の心も夜は燃え、昼は消え入るほどに思い悩んでいる。

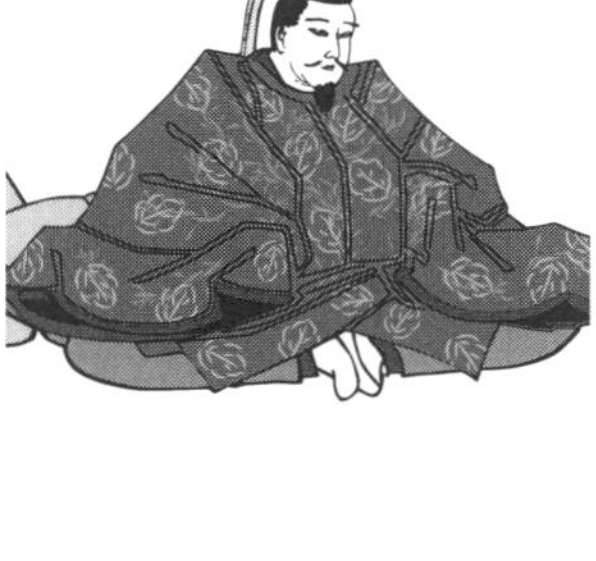

作品解説

暗闇の中激しく燃える炎と重ね合わされた恋心のイメージの美しい一首。昼と夜で全く別人かと思うほどに、恋の悩みは人を変えてしまうのでしょう。『後撰集』の編さんに関わった優れた歌人で、孫の伊勢大輔も百人一首に選ばれています。

第五十首

歌人　藤原義孝

日付　月　日（　）

君《きみ》がため　惜《お》しからざりし　命《いのち》さへ《え》
長《なが》くもがなと　思ひ《おもい》けるかな

其の一　読む

君がため　惜しからざりし　命さへ
長くもがなと　思ひけるかな

其の二　書く

君がため　惜しからざりし　命さへ
長くもがなと　思ひけるかな

其の三　写す

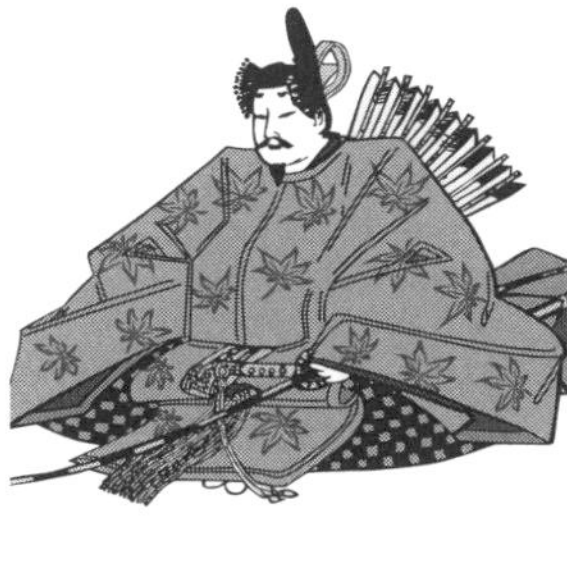

現代語訳

あなたとお会いした今となっては、惜しいと思わなかった命でさえ、長くあってほしいと思うようになったのです。

作品解説

逢瀬の翌朝に男性が女性へと歌を贈った「後朝の歌」。初めて会ってふたりだけの時間を過ごし、それまでの価値観が大きく変わってしまった、と驚きと実感のこもった一首。作者は流行り病のため二十一歳の若さでこの世を去りました。

第五十一首

歌人　藤原実方朝臣

かくとだに　えやは《わ》いぶきの　さしも草《ぐさ》
さしも知《し》らじな　燃《も》ゆる思《おも》ひ《い》を

日付　月　日（　）

其の一　読む

其の二　書く

かくとだに　えやはいぶきの　さしも草
さしも知らじな　燃ゆる思ひを
かくとだに　えやはいぶきの　さしも草
さしも知らじな　燃ゆる思ひを

其の三　写す

風流才子の異名

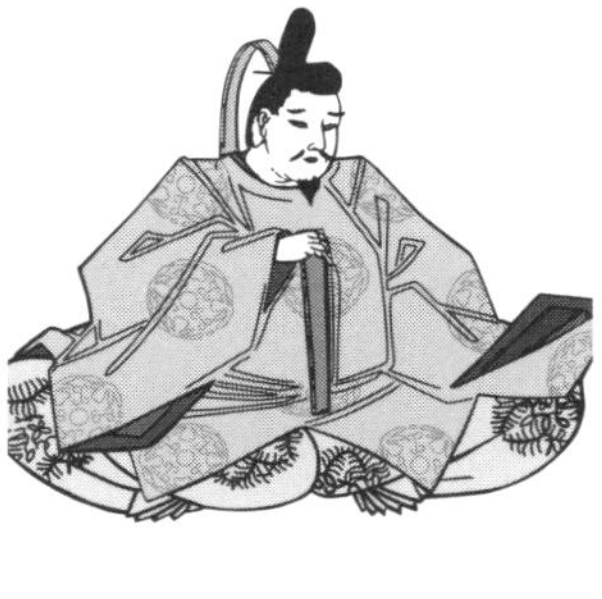

現代語訳

これほど思っている、とさえ伝えられないのだから、伊吹山のさしも草のように燃えている思いをご存じないでしょう。

作品解説

歌に「好きな女性にはじめて思いを告げたときの歌」と添えられています。「さしも草」は灸に使うヨモギの異名で伊吹山が産地でした。技巧的な歌で、光源氏のモデルの一人ともいわれる貴公子らしい、秘めたる情熱の火の輝く一首です。

第五十二首

歌人　藤原道信朝臣

日付　月　日（　）

明《あ》けぬれば　暮《く》るるものとは　知《し》りながら
なほ《お》恨《うら》めしき　朝《あさ》ぼらけかな

其の一　読む

明けぬれば　暮るるものとは　知りながら
なほ恨めしき　朝ぼらけかな

其の二　書く

明けぬれば　暮るるものとは　知りながら
なほ恨めしき　朝ぼらけかな

其の三　写す

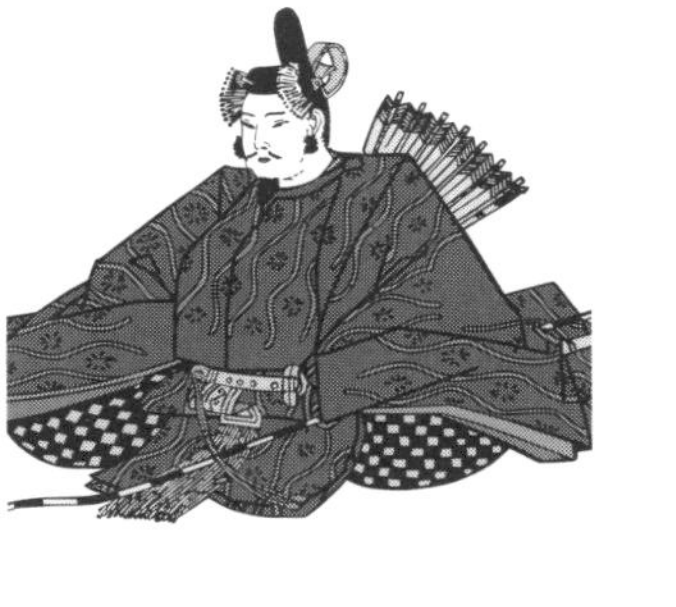

現代語訳

夜が明ければまた日暮れが来てあなたに会えると知っているけれど、それでもやはり恨めしい夜明けだなあ。

作品解説

夜が明ければ必ず日の入りがやってくる。頭ではわかっているけれど、どうしても夜明けが恨めしい。雪の日に贈られた後朝の文の一首で、寒い朝だからこそ暖かな恋人のもとから家に帰らなければならないつらさがいっそう沁みたのでしょう。

第五十三首

歌人　右大将道綱母

日付　月　日（　）

其の一　読む

嘆《なげ》きつつ　ひとり寝《ぬ》る夜《よ》の　明《あ》くる間《ま》は
いかに久《ひさ》しき　ものとかは知《し》る

嘆きつつ　ひとり寝る夜の　明くる間は
いかに久しき　ものとかは知る

其の二　書く

嘆きつつ　ひとり寝る夜の　明くる間は
いかに久しき　ものとかは知る

其の三　写す

現代語訳

あなたが来ないことを嘆きながら、ひとりで寝る夜の明けるまでの間がどれほど長いかご存じ？いえ、知らないでしょう。

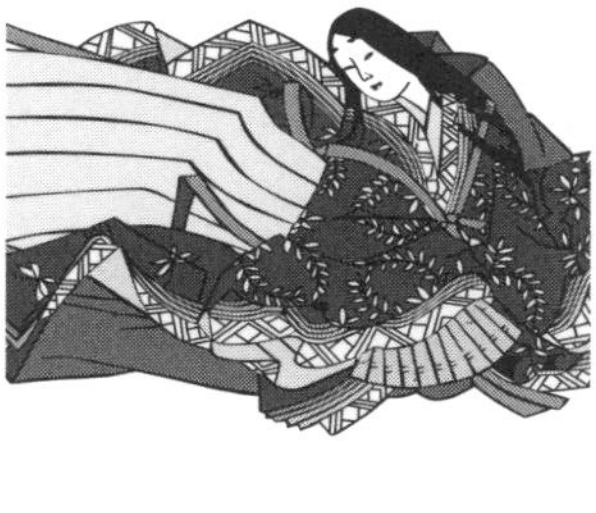

作品解説

夫が別の女性の元に通っているのを知った作者が、久しぶりに屋敷に来た夫を家に入れずに追い返し、その翌日に送ったとされる一首です。訪れを待ちながら眠る夜がどれほど長く感じられるか、不誠実な夫は想像もつかないでしょう。

第五十四首

歌人 儀同三司母

日付　月　日（　）

其の一 読む

忘《わす》れじの ゆく末《すゑ》までは かたければ
今日《きょう》をかぎりの 命《いのち》ともがな

其の二 書く

忘れじの ゆく末までは かたければ
今日をかぎりの 命ともがな

忘れじの ゆく末までは かたければ
今日をかぎりの 命ともがな

其の三 写す

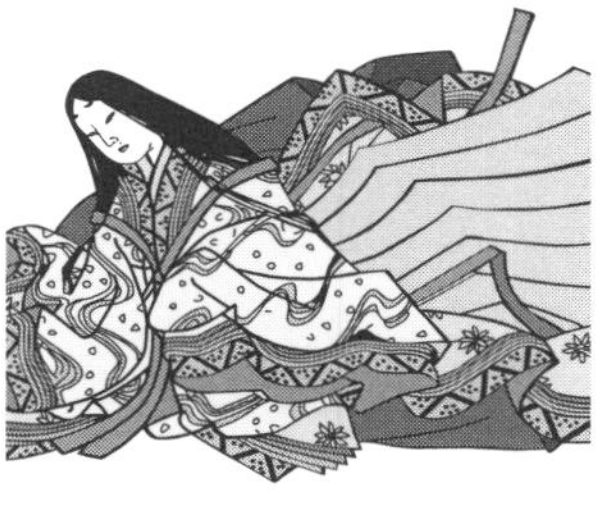

現代語訳

いつまでも忘れないよ、という約束が遠い将来まで続くと信じることは難しいから、幸福な今日限りの命であったら。

作品解説

恋人が夫になって、家に通い始めたばかりの頃に詠まれた歌です。新婚という幸せの絶頂にありながらも、未来への不安を感じてしまう。不穏な予感は的中し、夫は飲酒がもとで早くに亡くなり、息子は藤原道長との政争に破れてしまいました。

第五十五首

歌人　大納言公任

滝《たき》の音《おと》は　たえて久《ひさ》しく　なりぬれど
名《な》こそ流《なが》れて　なほ聞《き》こえけれ

日付　月　日（　）

其の一　読む

滝の音は　たえて久しく　なりぬれど
名こそ流れて　なほ聞こえけれ

其の二　書く

滝の音は　たえて久しく　なりぬれど
名こそ流れて　なほ聞こえけれ

其の三　写す

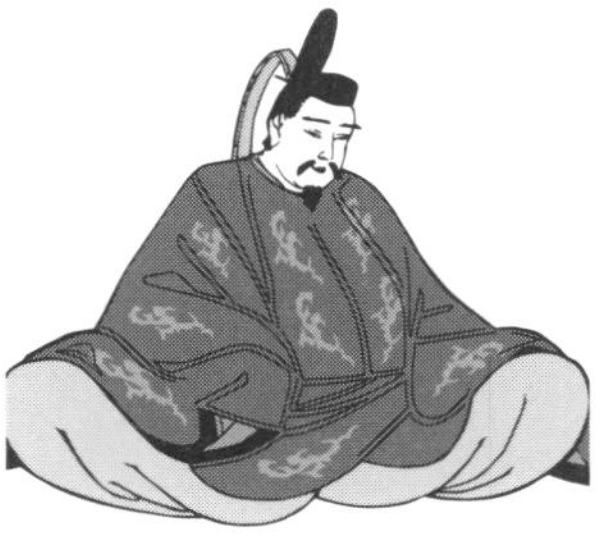

現代語訳

滝の水音が聞こえなくなってから長い年月がたったが、その名声は流れ伝わり今でも知れ渡っている。

作品解説

京都嵯峨にある大覚寺へ遊覧した際に、古い滝の跡を見て詠まれました。広大な庭園に滝が流れていましたが、作者が見たときにはすでに水は枯れ果てていました。漢詩文・和歌・管弦の才能を兼ね備えた作者ならではの調べの美しい歌です。

第五十六首

歌人 和泉式部

日付 月 日（ ）

あらざらむ《ん》 この世《よ》のほかの 思《おも》ひ《い》出《で》に
今《いま》ひとたびの 逢《あ》ふ《う》こともがな

其の一 読む

あらざらむ この世のほかの 思ひ出に
今ひとたびの 逢ふこともがな

其の二 書く

あらざらむ この世のほかの 思ひ出に
今ひとたびの 逢ふこともがな

其の三 写す

恋多き乙女

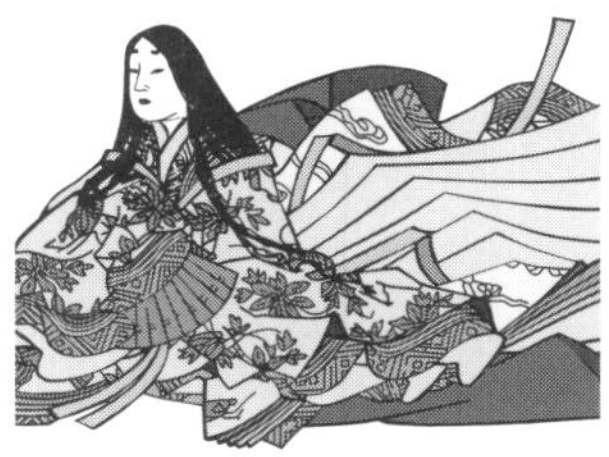

現代語訳

もう長くこの世にいられないかもしれない。あの世への思い出に、もう一度あなたにお会いしたい。

作品解説

情熱的な思いを率直な歌にすることに長けた作者らしい一首。死を覚悟したときに、最後に好きな人に会いたいという一途な思いを歌にして恋人に贈りました。数多くの男性との恋愛をした作者。この歌を受け取った相手はわかっていません。

第五十七首

歌人　紫式部

めぐり逢《あ》ひ《い》て　見《み》しやそれとも　わかぬまに
雲《くも》がくれにし　夜半《よわ》の月《つき》かな

日付
月　日（　）

其の一　読む

めぐり逢ひて　見しやそれとも　わかぬまに
雲がくれにし　夜半の月かな

其の二　書く

めぐり逢ひて　見しやそれとも　わかぬまに
雲がくれにし　夜半の月かな

其の三　写す

清少納言のライバル

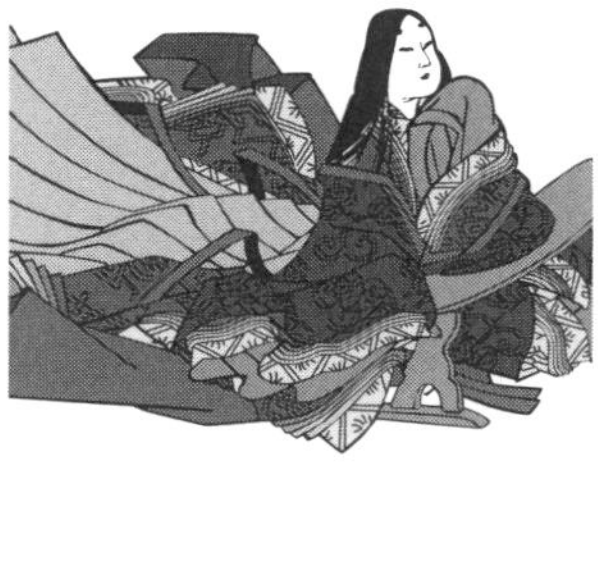

現代語訳

巡り会って、見分けがつかないうちにすぐに雲に隠れてしまった夜中の月のように、あなたは行ってしまった。

作品解説

久しぶりに会えたのに、すぐに帰って行ってしまった相手は、恋人ではなく幼馴染でした。『源氏物語』を書いた才女である紫式部ですが、宮中の職場に馴染めなかったようで、気を許した旧友とのおしゃべりを楽しみたかったのでしょう。

第五十八首

歌人　大弐三位

日付　月　日（　）

有馬山《ありまやま》 猪名《いな》の笹原《ささはら》 風吹《かぜふ》けば
いでそよ人《ひと》を 忘《わす》れやは《わ》する

其の一　読む

有馬山 猪名の笹原 風吹けば
いでそよ人を 忘れやはする

其の二　書く

有馬山 猪名の笹原 風吹けば
いでそよ人を 忘れやはする

其の三　写す

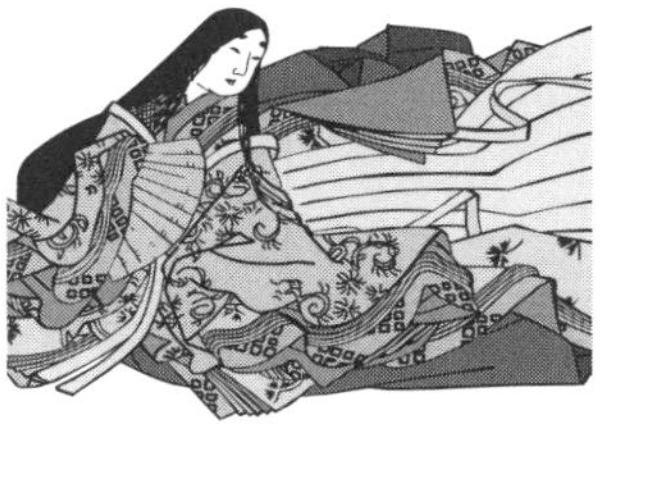

現代語訳

有馬山から猪名の笹原へ風が吹くと笹がそよぐように、そうよ私の心もあなたにそよぐ。どうして忘れたりするだろうか。

作品解説

上の句は「そよ（そうよ）」という言葉を導き出すための序詞です。そよそよと風の吹く笹原のイメージが一転して、心変わりしてしまったつれない恋人への思いに変わる。紫式部の娘である作者による、反語表現が効果的で巧みな一首です。

第五十九首

歌人 赤染衛門

日付 月 日（ ）

其の一 読む

やすらは《わ》で 寝《ね》なましものを さ夜《よ》更《ふ》けて
かたぶくまでの 月《つき》を見《み》しかな

其の二 書く

やすらはで 寝なましものを さ夜更けて
かたぶくまでの 月を見しかな
やすらはで 寝なましものを さ夜更けて
かたぶくまでの 月を見しかな

其の三 写す

現代語訳

あなたが来ないならためらわずに寝てしまったのに、待っていて夜更けに西の空に傾くまで月を眺めてしまった。

作品解説

「会いに来る」と言っていた恋人が約束を破って、ご立腹の一首です。詠んだのはずっと待たされた女性ではなく、その姉妹。すっぽかされた姉妹に代わり相手にビシッと言ってやったのですね。「待つ」ことの悩みと悲しみが満ちた歌です。

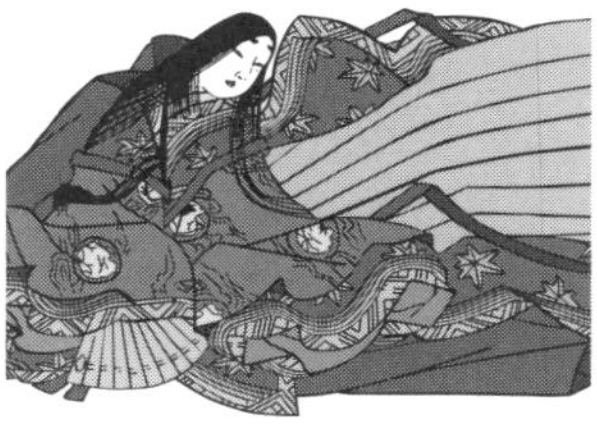

第六十首

歌人 小式部内侍

日付　月　日（　）

其の一 読む

大江山《おおえやま》 いく野《の》の道《みち》の 遠《とお》ければ
まだふみも見《み》ず 天《あま》の橋立《はしだて》

其の二 書く

大江山 いく野の道の 遠ければ
まだふみも見ず 天の橋立

大江山 いく野の道の 遠ければ
まだふみも見ず 天の橋立

其の三 写す

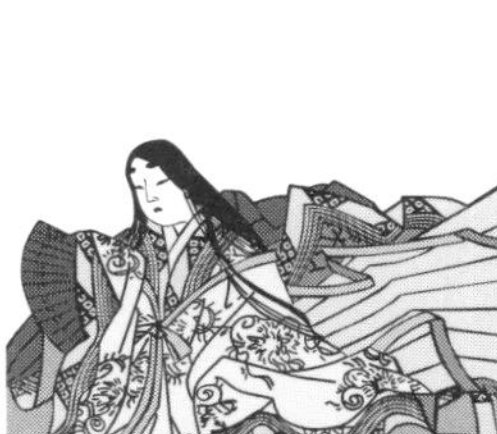

現代語訳

大江山を越えて生野へ行く道は遠いので、母のいる天橋立の地を踏んだこともなく、母からの文も見ていない。

作品解説

作者は和泉式部の娘です。いつも母親に歌を代作してもらっているのでは、と噂されていました。歌合の直前に「お母さんからの歌を書いた手紙は届いた？」と冷やかされて、即興で掛詞や縁語を駆使したこの素晴らしい歌を返しました。

第六十一首

歌人　伊勢大輔

日付　月　日（　）

いにしへ《え》の 奈良《なら》の都《みやこ》の 八重桜《やえざくら》
けふ《きょう》九重《ここのえ》に 匂《にお》ひ《い》ぬるかな

其の一 読む

其の二 書く

いにしへの 奈良の都の 八重桜
けふ九重に 匂ひぬるかな

いにしへの 奈良の都の 八重桜
けふ九重に 匂ひぬるかな

其の三 写す

現代語訳

昔、都であった奈良から贈られた八重桜が、今日はこの京の宮中で美しく咲き誇っている。

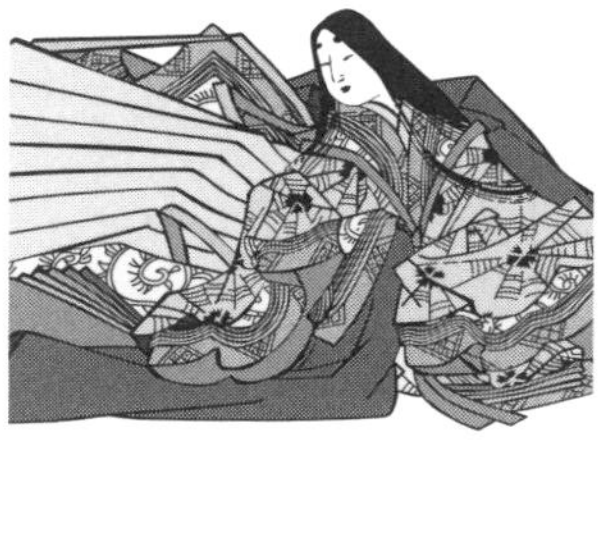

作品解説

奈良から贈られてきた八重桜を受け取り、一首詠む役割を突然紫式部から譲られた作者。即興で華麗なこの歌を詠み、宮中が揺れるほどの拍手が起こった、というエピソードが残っています。「八重」「九重」、「古《いにしえ》」「けふ」の対比が美しい歌です。

第六十二首

歌人 清少納言

日付 月 日（ ）

其の一 読む

夜《よ》をこめて 鳥《とり》のそら音《ね》は はかるとも
よに逢坂《おうさか》の 関《せき》は許《ゆる》さじ

夜をこめて 鳥のそら音は はかるとも
よに逢坂の 関は許さじ

其の二 書く

夜をこめて 鳥のそら音は はかるとも
よに逢坂の 関は許さじ

其の三 写す

中宮の家庭教師

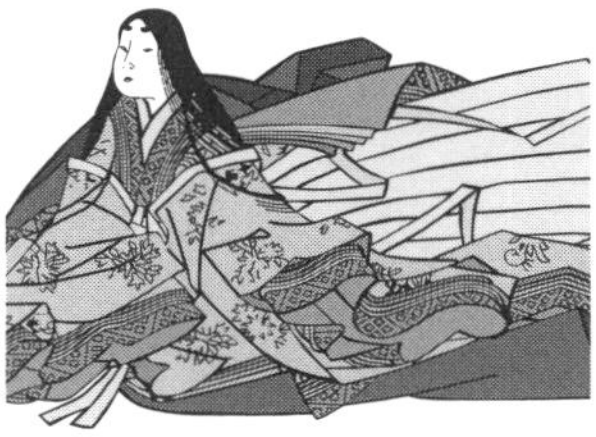

現代語訳

夜が明けないうちに鶏の鳴きまねをしても、けっして逢坂の関の門は開かず、私もあなたには会わない。

作品解説

平安女流文学の傑作のひとつ『枕草子』の作者による一首。上の句で『史記』の故事を踏まえ、下の句で男友達からの誘いをすっぱりと断っています。歌だけでは意味は分かりづらく、『枕草子』にある前後のやり取りを読むことで理解できます。

第六十三首

歌人 **左京大夫道雅**

日付 月 日（ ）

其の一 **読む**

今《いま》はただ 思《おも》ひ《い》絶《た》えなむ《ん》 とばかりを
人《ひと》づてならで 言《い》ふ《う》よしもがな

其の二 **書く**

今はただ 思ひ絶えなむ とばかりを
人づてならで 言ふよしもがな

其の三 **写す**

現代語訳

今はただ、あなたへの思いをあきらめてしまおうとだけでも、人づてではなく、直接伝える方法があったらいいのに。

作品解説

皇女の元に隠れて通った作者。身分違いの上、相手は伊勢の斎宮を務めて恋愛を禁じられていました。密会が天皇の知るところとなり、ふたりは会えなくなってしまいます。せめて別れを言うためだけにでももう一度、という切実な一首です。

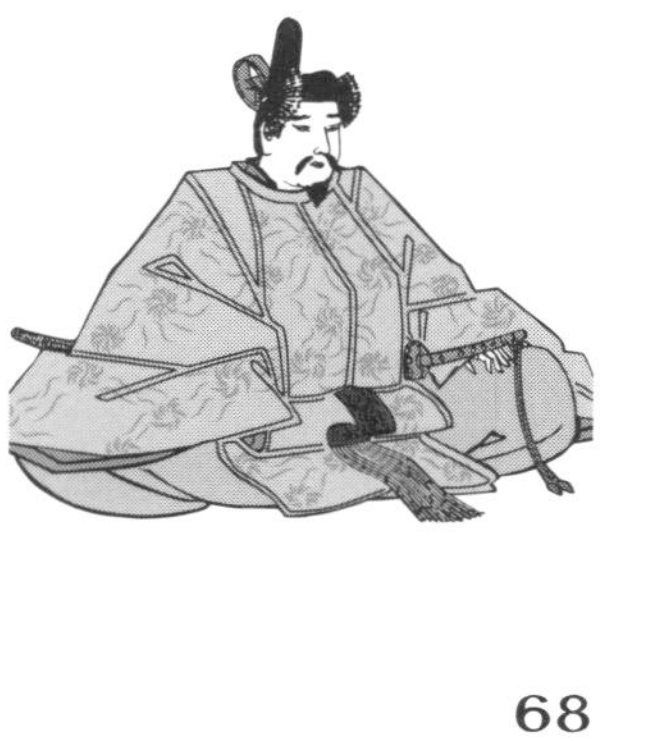

第六十四首

歌人　権中納言定頼

朝《あさ》ぼらけ　宇治《うじ》の川霧《かわぎり》　たえだえに
あらはれわたる　瀬々《せぜ》の網代木《あじろぎ》

日付　月　日（　）

其の一　読む

朝ぼらけ　宇治の川霧　たえだえに
あらはれわたる　瀬々の網代木

其の二　書く

朝ぼらけ　宇治の川霧　たえだえに
あらはれわたる　瀬々の網代木

其の三　写す

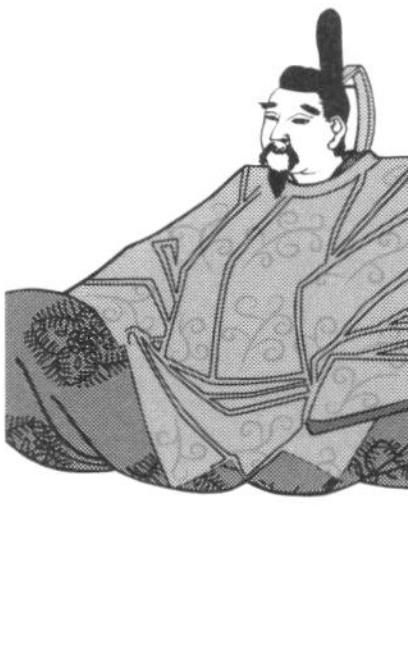

現代語訳

夜がほのぼのと明ける頃、宇治川に立ち込めていた霧がとぎれとぎれになって、ところどころ現れた川瀬の網代木よ。

作品解説

平安時代、貴族たちの別荘が多く建てられていた宇治。冬の早朝、霧の立ち込める宇治川と、点々と見えている杭のイメージは、静かで美しい一枚の絵のようです。その光景は『源氏物語』の最後の十帖にあたる「宇治十帖」にも繋がります。

第六十五首

歌人 相模

日付　月　日（　）

其の一 読む

恨《うら》みわび 干《ほ》さぬ袖《そで》だに あるものを
恋《こい》に朽《く》ちなむ 名《な》こそ惜《お》しけれ

其の二 書く

恨みわび 干さぬ袖だに あるものを
恋に朽ちなむ 名こそ惜しけれ

恨みわび 干さぬ袖だに あるものを
恋に朽ちなむ 名こそ惜しけれ

其の三 写す

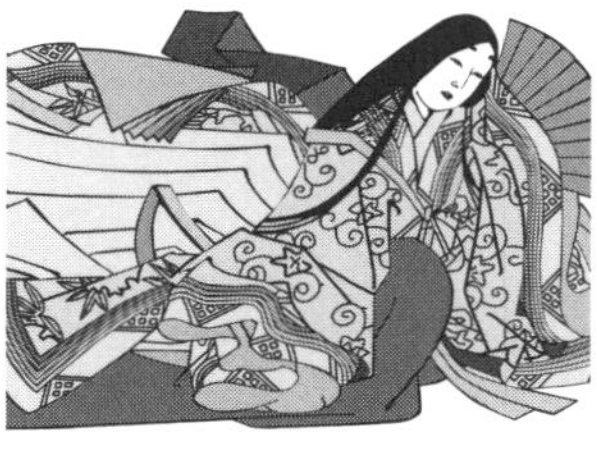

現代語訳

恨み嘆いて、涙を乾かす暇もない袖があるというのに、この恋のせいで評判まで悪くなるなんて惜しくてならない。

作品解説

「涙で袖を濡らす」は恋の歌によく出てくる表現です。つらい恋をしているのに、周囲に知られて評判まで落ちてしまうという、二重の苦しみを歌にしています。歌合の題詠とはいえ、歌人として活躍した作者らしい実感のこもった歌です。

第六十六首

歌人　大僧正行尊

日付　月　日（　）

其の一　読む

もろともに　あは《わ》れと思《おも》へ　山桜《やまざくら》
花《はな》よりほかに　知《し》る人《ひと》もなし

其の二　書く

もろともに　あはれと思へ　山桜
花よりほかに　知る人もなし
もろともに　あはれと思へ　山桜
花よりほかに　知る人もなし

其の三　写す

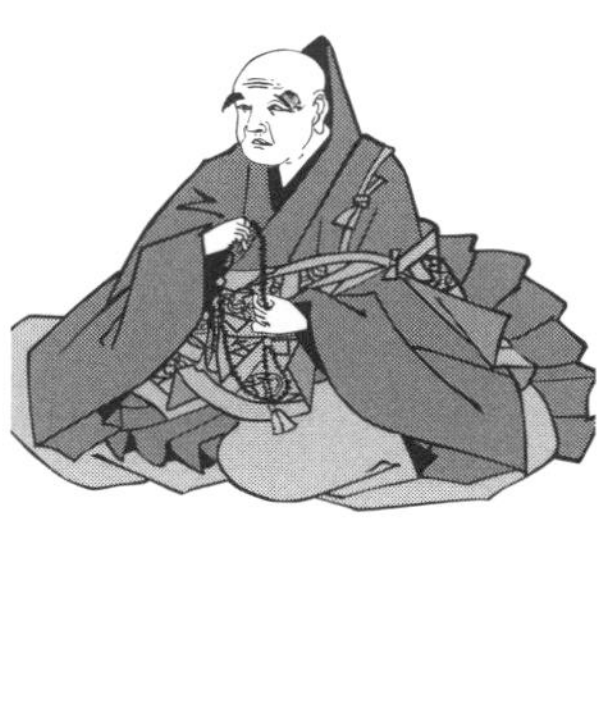

現代語訳

一緒にしみじみと愛おしいと思っておくれ、山桜よ。花のあなたの他に気持ちの通じる人はいないのだから。

作品解説

奈良にある大峰山で修行をしていた作者が、思いがけず一本の山桜を見つけて詠んだ一首。風に吹かれても健気に咲き続けている桜なら、ひとり厳しい修行に耐えている自分の気持ちが分かるのでは……と思わず呼びかけたのでしょう。

第六十七首

歌人 周防内侍

日付　月　日（　）

其の一 読む

春《はる》の夜《よ》の 夢《ゆめ》ばかりなる 手枕《たまくら》に
かひ《い》なくたたむ《ん》 名《な》こそ惜《お》しけれ

其の二 書く

春の夜の 夢ばかりなる 手枕に
かひなくたたむ 名こそ惜しけれ

春の夜の 夢ばかりなる 手枕に
かひなくたたむ 名こそ惜しけれ

其の三 写す

現代語訳

短い春の夜の夢のように、はかないひとときの腕枕のために、つまらない噂が立つのは残念なことだ。

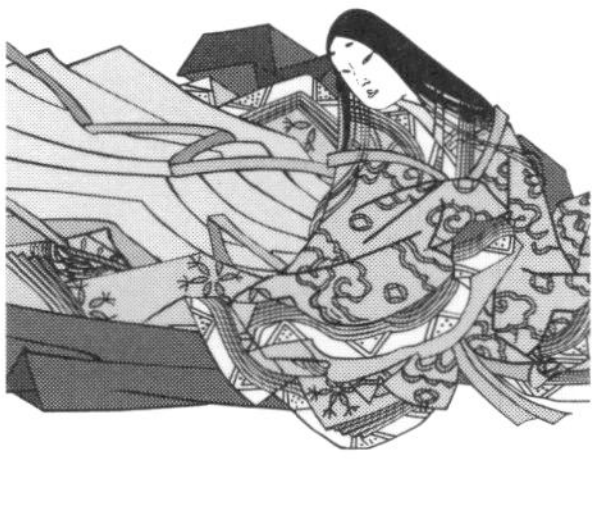

作品解説

旧暦二月のある夜、二条院に集まって夜通しお喋りしていたときに、作者が眠くなり「枕が欲しいわ」とつぶやきました。すると通りすがりの大納言が「これを枕に」と腕を差し出してきました。そこでこの歌で軽やかに誘いを断ったのでした。

第六十八首

歌人　三条院

心《こころ》にも あらで憂《う》き世《よ》に ながらへ《え》ば
恋《こい》しかるべき 夜半《よわ》の月《つき》かな

日付　月　日（　）

其の一　読む

其の二　書く

心にも あらで憂き世に ながらへば
恋しかるべき 夜半の月かな

其の三　写す

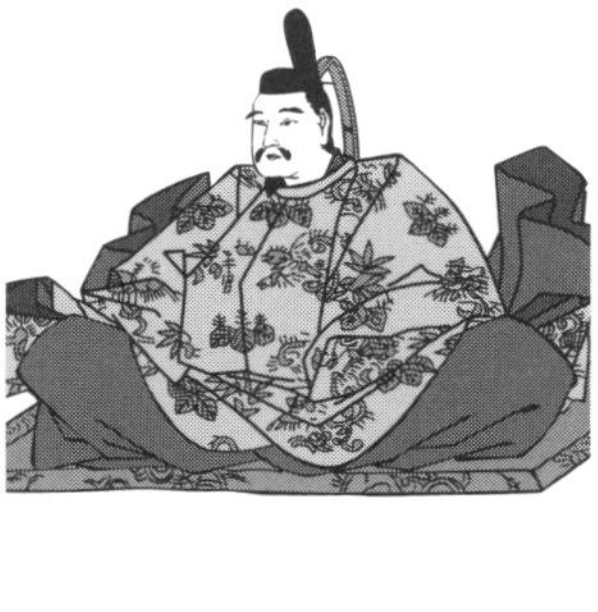

現代語訳

心ならずもこのつらい世の中に生きながらえたならば、きっと恋しく思い出すであろう、今宵の美しい月を。

作品解説

第六十七代天皇の三条院は、二十五年もの皇太子時代を経て即位しました。しかし藤原道長が自分の孫を早く天皇にしたいと退位を迫ります。眼病を患っていたこともあり、わずか五年での譲位を、月を見上げながら心に決めたのでした。

第六十九首

歌人　能因法師

嵐《あらし》吹《ふ》く　三室《みむろ》の山《やま》の　もみぢ葉《ば》は
龍田《たつた》の川《かわ》の　錦《にしき》なりけり

日付　月　日（　）

其の一　読む

其の二　書く

嵐吹く　三室の山の　もみぢ葉は
龍田の川の　錦なりけり

其の三　写す

和歌六人党の指導者

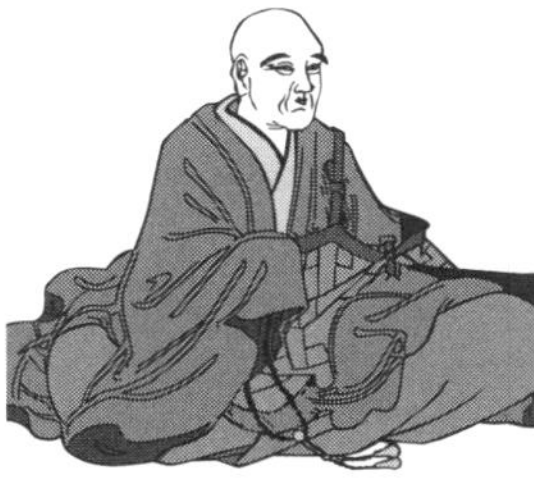

現代語訳

激しい山風の吹く三室山の紅葉の葉は、舞い落ちて龍田川（竜田川）の水面いっぱいに流れ、まるで美しい錦織のようだ。

作品解説

紅葉で名高い「三室山」（現在の神南備山）と「龍田川」を並べ、山と川を対比し、最後に錦のような紅葉を散らす。「紅葉」の題で宮中の歌合で詠まれるのにふさわしい華やかな歌です。作者は各地の歌枕を旅して、多くの歌を詠みました。

第七十首

歌人　良暹法師

日付　月　日（　）

寂《さび》しさに　宿《やど》を立《た》ち出《い》でて　ながむれば
いづ《ず》く《こ》も同《おな》じ　秋《あき》の夕暮《ゆうぐ》れ

其の一　読む

其の二　書く

寂しさに　宿を立ち出でて　ながむれば
いづくも同じ　秋の夕暮れ

其の三　写す

寂しさに　宿を立ち出でて　ながむれば
いづくも同じ　秋の夕暮れ

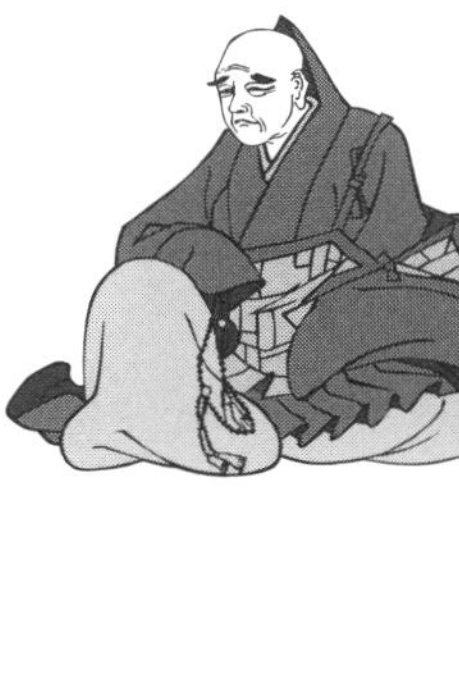

現代語訳

あまりのさびしさに家を出てあたりを見渡してみると、どこも同じようにさびしさの広がっている秋の夕暮れ。

作品解説

どこにいてもさびしさを感じる秋。「秋の夕暮れ」は『新古今集』に多く見られる表現です。「秋の夕暮れ」で終わる歌は、藤原定家の「見渡せば花も紅葉もなかりけり浦の苫屋の秋の夕暮れ」や、西行法師・寂蓮法師の「三夕の歌」が有名です。

第七十一首

歌人　大納言経信

日付　月　日（　）

其の一　読む

夕《ゆう》されば 門田《かどた》の稲葉《いなば》 おとづ《ず》れて
あしのまろやに 秋風《あきかぜ》ぞ吹《ふ》く

其の二　書く

夕されば 門田の稲葉 おとづれて
あしのまろやに 秋風ぞ吹く

夕されば 門田の稲葉 おとづれて
あしのまろやに 秋風ぞ吹く

其の三　写す

現代語訳

夕方になると、家の門前の田園の稲葉がそよそよと音を立てて、葦でふいた粗末なこの山荘にも秋風が吹いている。

作品解説

夕方、目の前の広い田園にそよそよと音を立てて涼しい風が吹き渡る。こちらは爽やかで心地よい秋の夕暮れです。都から離れて郊外の自然を伸び伸びと満喫しています。作者は和歌・漢詩文・管弦に優れ、有職故実にも詳しく、多芸多才でした。

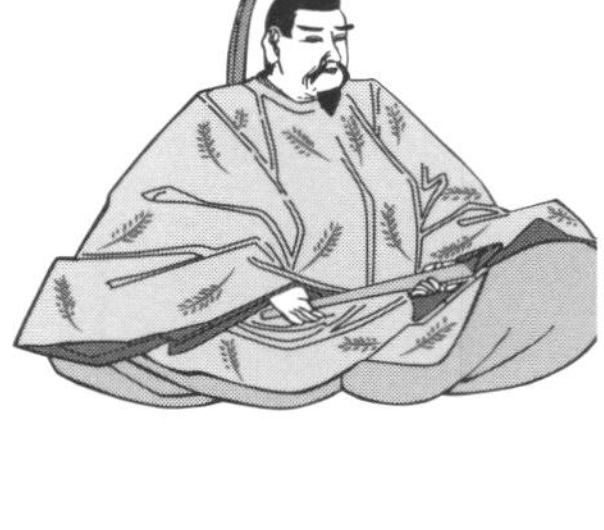

第七十二首

歌人　祐子内親王家紀伊

日付　月　日（　）

其の一　読む

音《おと》に聞《き》く 高《たか》しの浜《はま》の あだ波《なみ》は
かけじや袖《そで》の ぬれもこそすれ

其の二　書く

音に聞く 高しの浜の あだ波は
かけじや袖の ぬれもこそすれ

音に聞く 高しの浜の あだ波は
かけじや袖の ぬれもこそすれ

其の三　写す

現代語訳

噂に高い高師の浜にいたずらに立つ波はかけない。評判のあなたも心にかけない。涙で袖を濡らすといけないから。

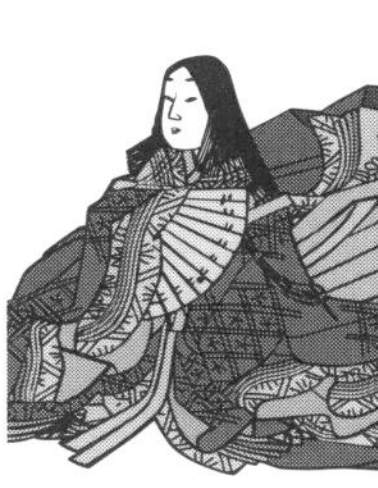

作品解説

実際の恋愛でではなく、恋歌を贈り合う「艶書合」で詠まれた歌です。当時作者は七十歳前後。歌を贈ってきた相手は二十九歳の若者でした。年の差を超えた想像上での恋のやり取り。相手の歌を踏まえた技巧的な歌でお誘いを断りました。

第七十三首

歌人　前権中納言匡房

日付　月　日（　）

其の一　読む

高砂《たかさご》の　尾《お》の上《え》の桜《さくら》　咲《さ》きにけり
外山《とやま》の霞《かすみ》　立《た》たずもあらなむ《ん》

其の二　書く

高砂の　尾の上の桜　咲きにけり
外山の霞　立たずもあらなむ

高砂の　尾の上の桜　咲きにけり
外山の霞　立たずもあらなむ

其の三　写す

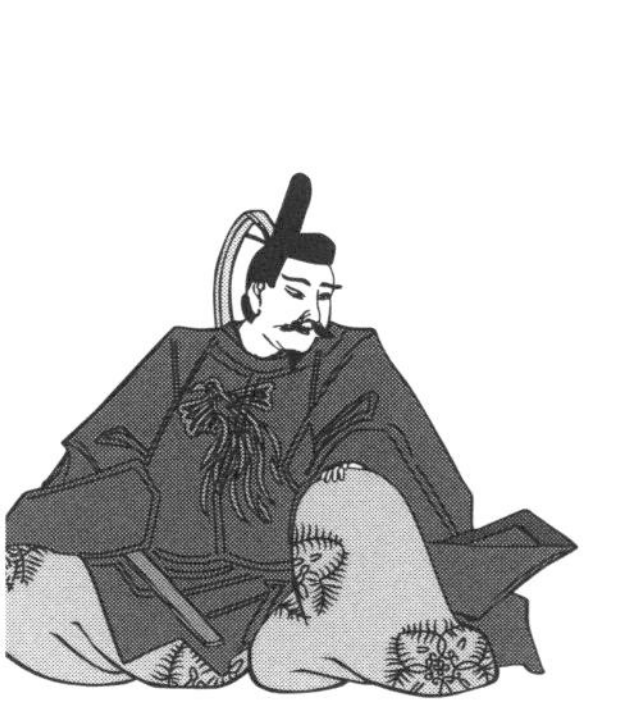

現代語訳

高い山の峰の桜が咲いたなあ。人里に近い山の霞よ、どうか立ちこめないでおくれ。

作品解説

宴会の席で「山の桜を遥かに望む」の題で詠まれた歌です。眺めていたいのに、遠方に見える桜のはかない白さは、近くに春の霞が立つとまぎれて見えなくなってしまいます。学問の家に生まれた作者らしい格調高い、奥行きのある一首です。

第七十四首

歌人 源俊頼朝臣

憂《う》かりける 人《ひと》を初瀬《はつせ》の 山《やま》おろしよ
激《はげ》しかれとは 祈《いの》らぬものを

日付 月 日（ ）

其の一 読む

憂かりける 人を初瀬の 山おろしよ
激しかれとは 祈らぬものを

其の二 書く

憂かりける 人を初瀬の 山おろしよ
激しかれとは 祈らぬものを

其の三 写す

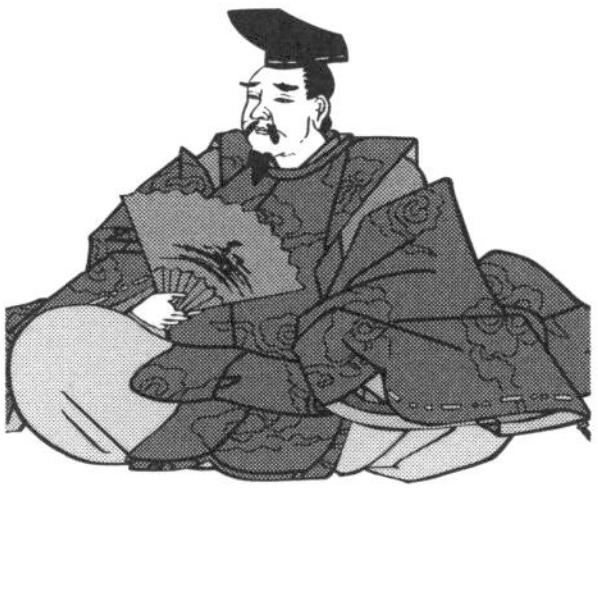

現代語訳

つれないあの人のことを観音様に祈ったのに、初瀬の山から吹き下ろす風よ。いっそう冷たくなれとは祈らなかったのに。

作品解説

「初瀬」とは観音信仰で有名な奈良の「初瀬寺」（長谷寺）のこと。恋がうまくいくように祈ったのに、恋人は冷たくなり、願いは届かなかった、と山から吹き下ろす風に向かって嘆く男の姿は、題詠であったとはいえ、真に迫っています。

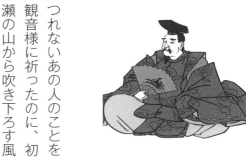

第七十五首

歌人 藤原基俊

日付
月　日（　）

其の一 読む

契《ちぎ》りおきし させもが露《つゆ》を 命《いのち》にて
あは《わ》れ今年《ことし》の 秋《あき》もいぬめり

其の二 書く

契りおきし させもが露を 命にて
あはれ今年の 秋もいぬめり

其の三 写す

契りおきし させもが露を 命にて
あはれ今年の 秋もいぬめり

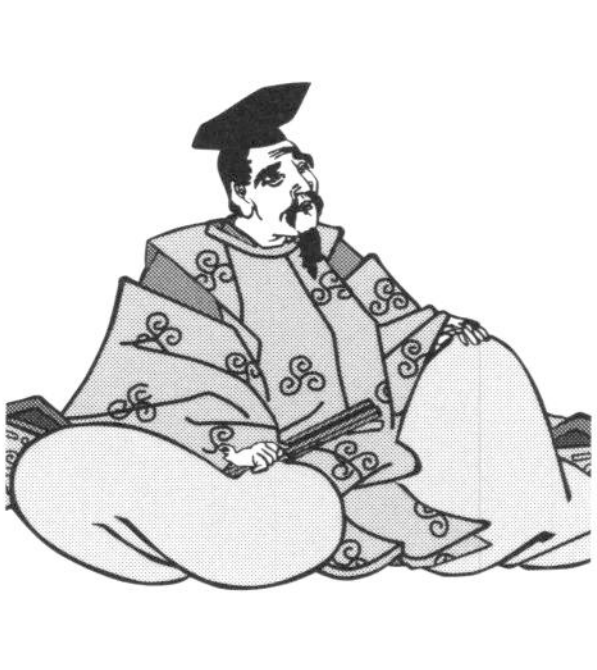

現代語訳

お約束した、恵の露のようなお言葉を命のように大切に思ってきたのに、ああ、今年の秋もむなしく過ぎていく。

作品解説

息子の出世を上司にお願いして「期待していなさい」と返事があったのに、良い知らせは届くことなく秋が過ぎてゆく……。頼りにしていた約束をやぶられた悲しみを歌にしました。いつの時代も、子どもを思う親の気持ちは変わりません。

第七十六首

歌人　法性寺入道前関白太政大臣

日付　月　日（　）

わたの原《はら》 こぎいでてみれば 久方《ひさかた》の
雲《くも》ゐ《い》にまが《ご》ふ《う》 沖《おき》つ白波《しらなみ》

其の一　読む

わたの原 こぎいでてみれば 久方の
雲ゐにまがふ 沖つ白波

其の二　書く

わたの原 こぎいでてみれば 久方の
雲ゐにまがふ 沖つ白波

其の三　写す

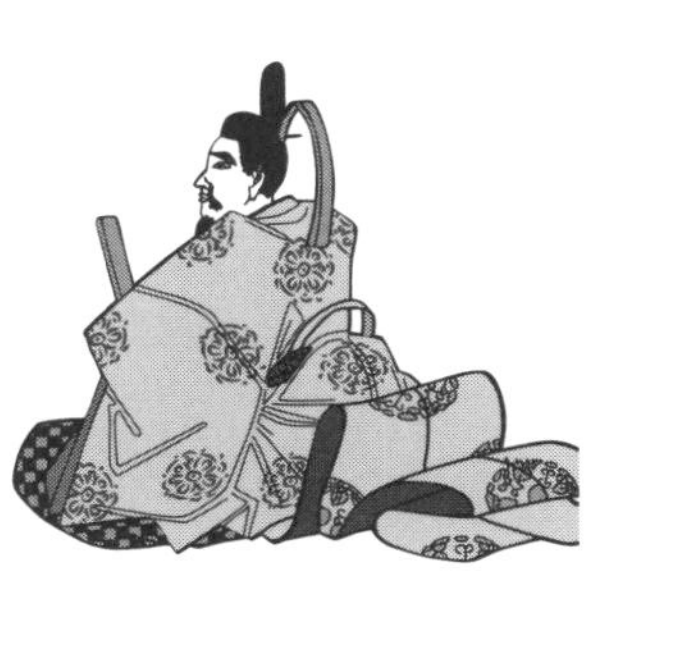

現代語訳

大海原に船をこぎ出して眺め渡すと、白い雲と入り混じって見間違えるほどの沖の白い波よ。

作品解説

白い雲と白い波、大空と大海原という雄大な光景のなか、小さな船がポツリと漂っています。海と空だけではなく、大自然と小さな人間との対比も素晴らしい一首です。太政大臣を二度、摂政を三度も務めた作者らしい風格を感じます。

第七十七首

歌人 崇徳院

瀬《せ》をはやみ 岩《いわ》にせかるる 滝川《たきがわ》の
われても末《すえ》に あはむ《わん》とぞ思《おもう》ふ

日付 月 日（ ）

其の一 読む

其の二 書く

瀬をはやみ 岩にせかるる 滝川の
われても末に あはむとぞ思ふ

瀬をはやみ 岩にせかるる 滝川の
われても末に あはむとぞ思ふ

其の三 写す

悲劇・悲運の人

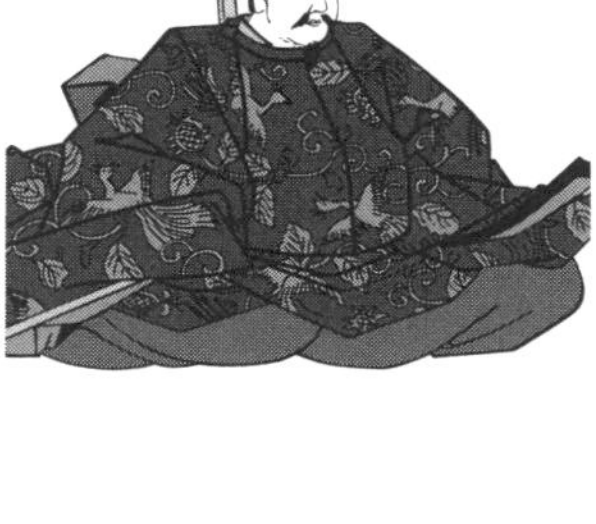

現代語訳

川の浅瀬の流れが速く岩にせき止められた急流が、分かれても結局はひとつになるように、別れてもいつか必ず会おう。

作品解説

今は離れ離れになってしまうけれど、あの川の流れのように私たちも再び会おう、というしぶき散る激しい流れに例えた情熱的な恋の歌。作者である第七十五代天皇の崇徳院は「保元の乱」で弟に破れて島流しにされ、その地で亡くなりました。

第七十八首

歌人 源兼昌

日付　月　日（　）

淡路島《あわじしま》 通ふ《かよう》千鳥《ちどり》の 鳴《な》く声《こえ》に
いくよ寝覚《ねざ》めぬ 須磨《すま》の関守《せきもり》

其の一 読む

其の二 書く

淡路島 通ふ千鳥の 鳴く声に
いくよ寝覚めぬ 須磨の関守

淡路島 通ふ千鳥の 鳴く声に
いくよ寝覚めぬ 須磨の関守

其の三 写す

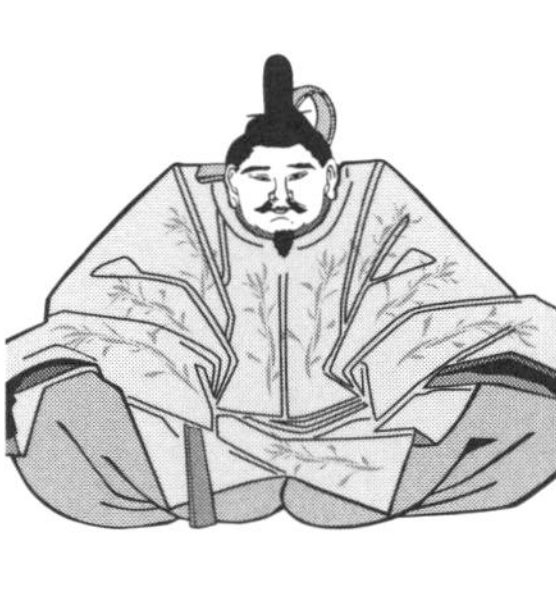

現代語訳

淡路島を行き来する千鳥の物悲しい鳴き声のために、幾夜目を覚ましたことだろうか、須磨の関守は。

作品解説

『源氏物語』で傷心の光源氏が訪れ、波の音を聞きながら月を愛でた「須磨」。「淡路島」とともに古くから歌に詠まれた歌枕でもあります。作者が詠んだときにはすでに須磨に関所はありませんでしたが、昔の関守の憂いを思っての一首です。

第七十九首

歌人　左京大夫顕輔

日付　月　日（　）

其の一　読む

秋風《あきかぜ》に　たなびく雲《くも》の　絶《た》え間《ま》より
もれいづる月《つき》の　影《かげ》のさやけさ

其の二　書く

秋風に　たなびく雲の　絶え間より
もれいづる月の　影のさやけさ

秋風に　たなびく雲の　絶え間より
もれいづる月の　影のさやけさ

其の三　写す

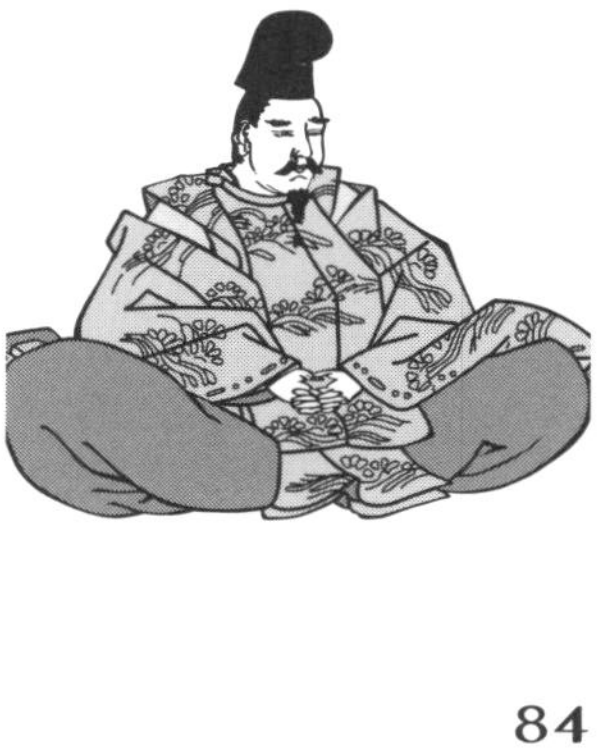

現代語訳

秋風に吹かれ、たなびいている雲の切れ間から漏れ出てくる月の光は、なんと明るく澄みきっているのだろう。

作品解説

「月の影」とは月の光のこと。上空に風が吹き雲が流れ、それまで隠れていた月が姿を現します。地上に光がすっと差し込む光景が何とも美しい歌です。歌道の家を継いだ作者によるシンプルでありながら秋ならではの情緒を感じさせる一首。

第八十首

歌人　待賢門院堀河

ながからむ《ん》 心《こころ》も知《し》らず 黒髪《くろかみ》の
みだれてけさは ものをこそ思《おも》へ《え》

日付　月　日（　）

其の一　読む

其の二　書く

ながからむ 心も知らず 黒髪の
みだれてけさは ものをこそ思へ

ながからむ 心も知らず 黒髪の
みだれてけさは ものをこそ思へ

其の三　写す

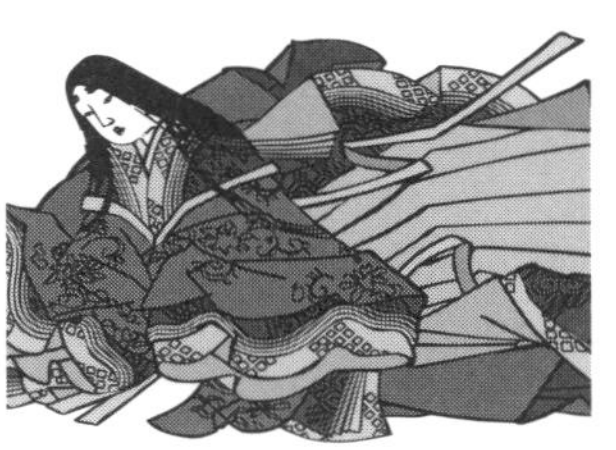

現代語訳

あなたの愛が長く続くのかわからない。黒髪が寝乱れているように、今朝の私の心は乱れて物思いに悩んでいる。

作品解説

恋人に会った直後の、不安と期待を乱れる黒髪に託した一首です。貴族の女性の髪は長く、本人が牛車に乗っているのに髪の先はまだ部屋に残っていた、というエピソードも。しかし作者はこのとき出家をして、髪は短く切られていました。

第八十一首

歌人　後徳大寺左大臣

日付　月　日（　）

ほととぎす　鳴《な》きつる方《かた》を　ながむれば
ただ有明《ありあけ》の　月《つき》ぞ残《のこ》れる

其の一　読む

ほととぎす　鳴きつる方を　ながむれば
ただ有明の　月ぞ残れる

其の二　書く

ほととぎす　鳴きつる方を　ながむれば
ただ有明の　月ぞ残れる

其の三　写す

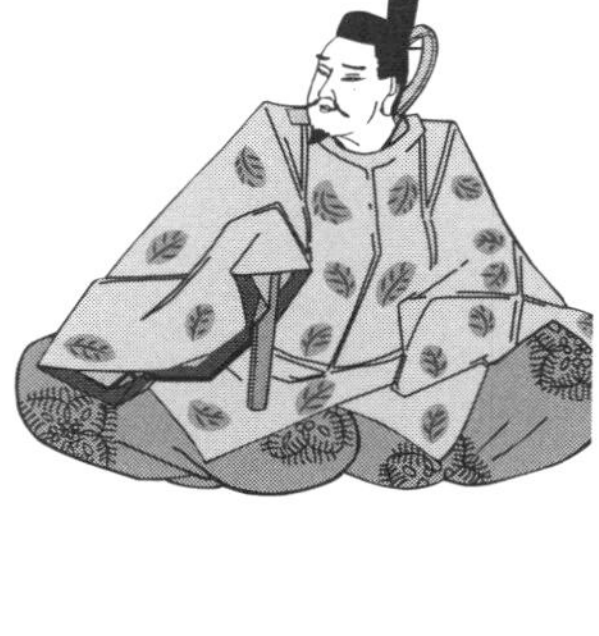

現代語訳

ほととぎすが鳴いた、とその方角を見渡してみると、ほととぎすの姿はなく、ただ有明の月が空に残っているばかりだ。

作品解説

夏の訪れを告げるほととぎす。その初めての鳴き声である「初音」を聞くために、集まって夜通し待つこともありました。特徴的な鳴き声を聞いた瞬間に振り向いたのに、そこにあるのは月だけ。聴覚から視覚への流れが見事な一首です。

第八十二首

歌人　道因法師

思《おも》ひ《い》わび　さても命《いのち》は　あるものを
憂《う》きにたへ《え》ぬは　涙《なみだ》なりけり

日付　月　日（　）

其の一　読む

思ひわび　さても命は　あるものを
憂きにたへぬは　涙なりけり

其の二　書く

思ひわび　さても命は　あるものを
憂きにたへぬは　涙なりけり

其の三　写す

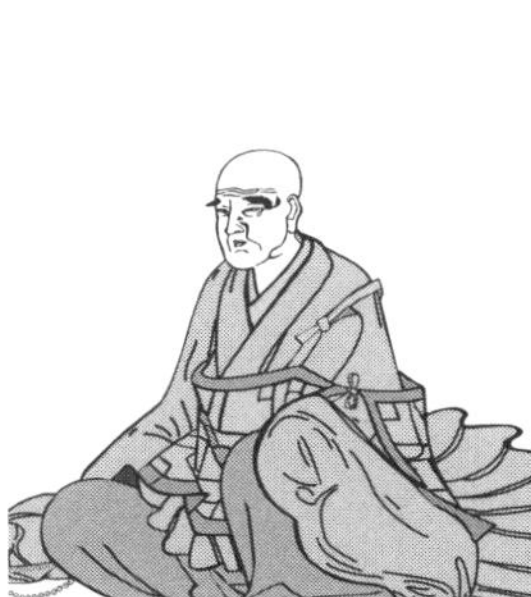

現代語訳

あなたのことを思い悩んで、それでもどうにか命はあるというのに、つらさに耐えきれずこぼれてしまうのは涙だった。

作品解説

思い悩み命すら失いそうな状態で、身体よりも先に心が耐え切れなくなって涙がこぼれ落ちてゆく。恋のつらさ、悲しさの極限の一首。作者は歌を愛し、七、八十歳になっても「秀歌が詠めますように」と住吉神社に毎月お参りするほどでした。

第八十三首

歌人　皇太后宮大夫俊成

日付　　月　　日（　）

其の一　読む

世《よ》の中《なか》よ　道《みち》こそなけれ　思《おも》ひ《い》入《い》る
山《やま》の奥《おく》にも　鹿《しか》ぞ鳴《な》くなる

其の二　書く

世の中よ　道こそなけれ　思ひ入る
山の奥にも　鹿ぞ鳴くなる

世の中よ　道こそなけれ　思ひ入る
山の奥にも　鹿ぞ鳴くなる

其の三　写す

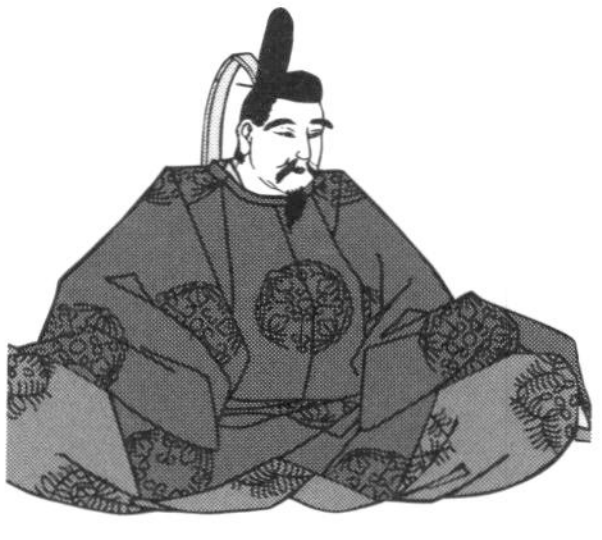

現代語訳

世の中よ、つらいことから逃れられる道はないのだな。深く思い詰めて入った山奥でも、鹿が悲しげに鳴いている。

作品解説

友が次々に出家し、自らも世を捨ててしまおうかと悩んでいた作者。当時まだ二十七、八歳だったと言われています。もし歌を詠んだときに出家していたら、作者の息子である百人一首選者の藤原定家は生まれていなかったかもしれません。

第八十四首

歌人 藤原清輔朝臣

日付 月 日（ ）

ながらへ《え》ば またこのごろや しのばれむ《ん》
憂《う》しと見《み》し世《よ》ぞ 今《いま》は恋《こい》しき

其の一 読む

ながらへば またこのごろや しのばれむ
憂しと見し世ぞ 今は恋しき

其の二 書く

ながらへば またこのごろや しのばれむ
憂しと見し世ぞ 今は恋しき

其の三 写す

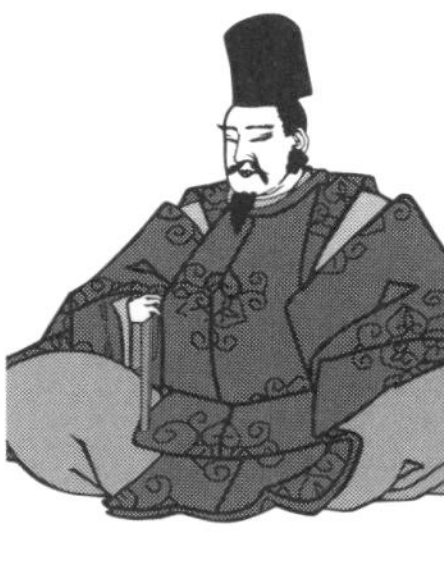

現代語訳

この先、生きながらえたならばつらいこの頃が懐かしく思い出されるであろうか。つらかった昔が今では恋しいのだから。

作品解説

つらい思いをしている今、過去の苦しかったときを思い出して乗り越えようとする。今のこの悲しみもやがて、同じように懐かしく思い出せるようになることを願って。歌人である父・藤原顕輔との深い確執が伝えられる作者の一首です。

第八十五首

歌人　**俊恵法師**

夜《よ》もすがら　もの思《おも》ふ《う》ころは　明《あ》けやらで
ねやのひまさへ《え》　つれなかりけり

日付　月　日（　）

其の一　読む

夜もすがら　もの思ふころは　明けやらで
ねやのひまさへ　つれなかりけり

其の二　書く

夜もすがら　もの思ふころは　明けやらで
ねやのひまさへ　つれなかりけり

其の三　写す

現代語訳

一晩中、冷たい人のことを思い嘆いているこの頃は、夜がなかなか明けず、寝室の戸のすき間さえもつれなく思えます。

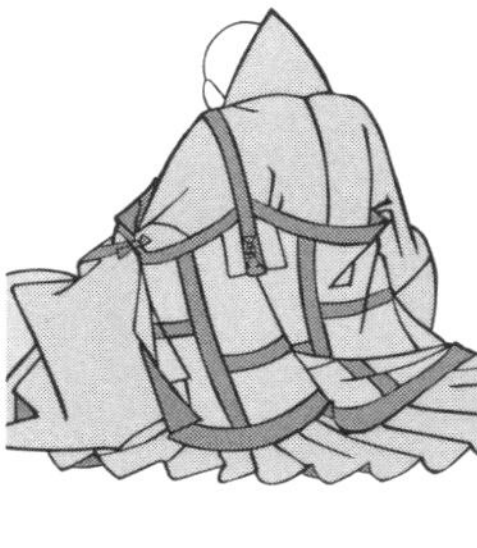

作品解説

この歌も女性の立場になって「待つ」つらさを詠んだものです。眠れずに何度も寝返りを打ってしまう。恋人はもとより「寝室の扉のすき間」でさえも憎らしくなってしまう、という八つ当たりのような捉え方が可愛らしくも感じられます。

第八十六首

歌人　西行法師

日付　月　日（　）

嘆《なげ》けとて 月《つき》やは《わ》ものを 思《おも》は《わ》する
かこち顔《がお》なる わが涙《なみだ》かな

其の一　読む

嘆けとて 月やはものを 思はする
かこち顔なる わが涙かな

其の二　書く

嘆けとて 月やはものを 思はする
かこち顔なる わが涙かな

其の三　写す

諸国行脚の歌人

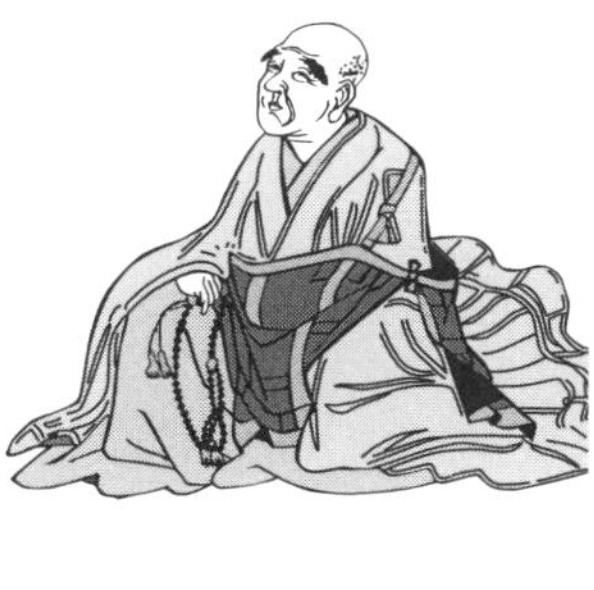

現代語訳

嘆きなさいといって月が物思いをさせるのだろうか。いや、そうではないのに月のせいにしてこぼれ落ちる私の涙よ。

作品解説

桜と月を愛した西行法師。「月前の恋」の題で詠んだこの歌では、涙の理由は別にあるとわかっていながら、「月が嘆けと言っているのだろうか」と自らに問いかけます。月光に照らされる孤独なシルエットが浮かぶ一首です。

第八十七首

歌人 寂蓮法師

日付 月 日（ ）

其の一 読む

村雨《むらさめ》の 露《つゆ》もまだひぬ まきの葉《は》に
霧《きり》たちのぼる 秋《あき》の夕暮《ゆうぐ》れ

其の二 書く

村雨の 露もまだひぬ まきの葉に
霧たちのぼる 秋の夕暮れ

村雨の 露もまだひぬ まきの葉に
霧たちのぼる 秋の夕暮れ

其の三 写す

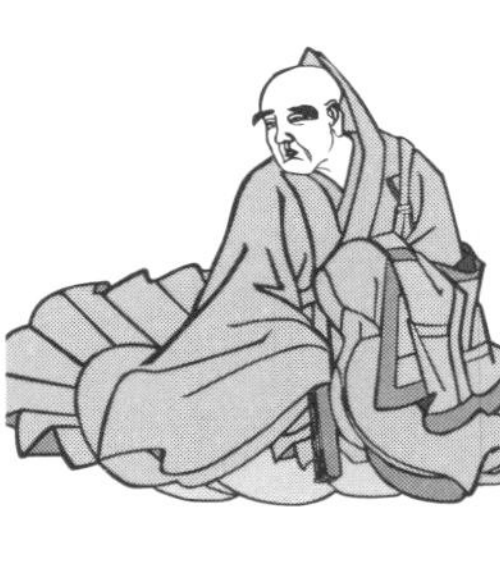

現代語訳

にわか雨が通りすぎて、しずくもまだ乾かない真木の葉のあたりに、早くも霧が立ち上っている秋の夕暮れだ。

作品解説

「真木」とは杉やヒノキなどの木材の総称です。秋から冬にかけて降る通り雨である「村雨」に濡れてつやつやと光る葉を、どこからともなく立ち上ってきた白い霧が包んでゆく……。水墨画で描かれたような静謐な風景が広がっています。

第八十八首

歌人　皇嘉門院別当

日付　月　日（　）

難波江《なにわえ》の 葦《あし》のかりねの ひとよゆゑ《え》
身《み》を尽《つ》くしてや 恋《こ》ひわたるべき

其の一 読む

難波江の 葦のかりねの ひとよゆゑ
身を尽くしてや 恋ひわたるべき

其の二 書く

難波江の 葦のかりねの ひとよゆゑ
身を尽くしてや 恋ひわたるべき

其の三 写す

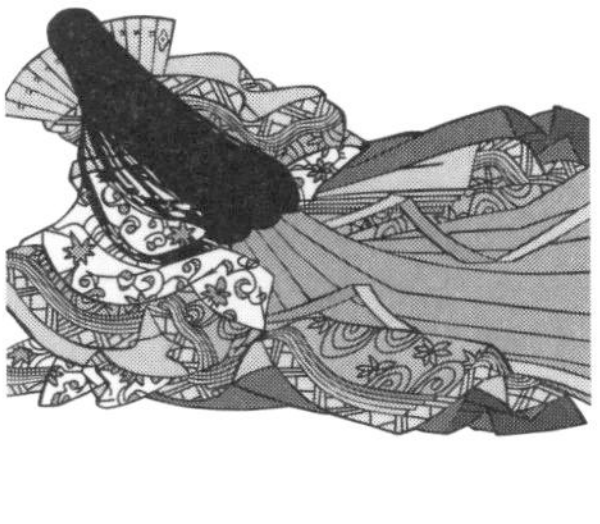

現代語訳

難波の入り江の葦の刈り根の一節のような短い旅先の仮寝の一夜のために、身を尽くしても恋をし続けるのだろうか。

作品解説

「旅屋に逢う恋」という題で詠んだ歌。たった一夜の、旅先で出会った人との恋。過ごした時間はたいへん短く、別れてからひとり思い続ける時間は途方もなく長い……。悲しい運命的な恋を艶やかに、技巧を凝らして詠み上げました。

第八十九首

歌人 式子内親王

日付 月 日（ ）

其の一 読む

玉《たま》の緒《お》よ 絶《た》えなば絶《た》えね ながらへ《え》ば
忍《しの》ぶることの 弱《よわ》りもぞする

其の二 書く

玉の緒よ 絶えなば絶えね ながらへば
忍ぶることの 弱りもぞする

玉の緒よ 絶えなば絶えね ながらへば
忍ぶることの 弱りもぞする

其の三 写す

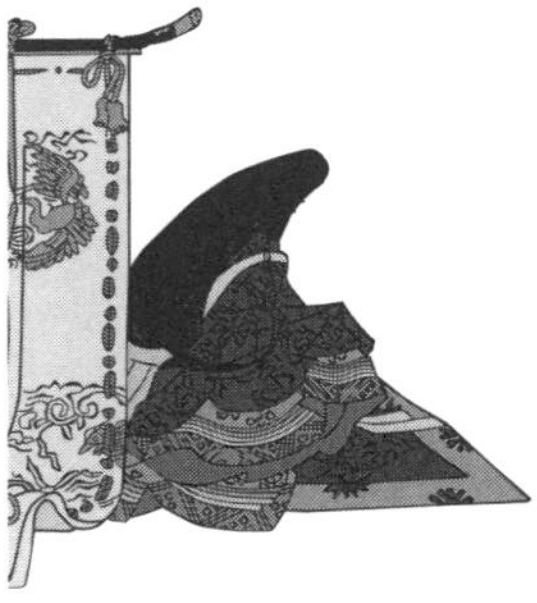

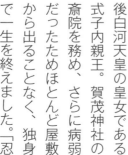

現代語訳

命よ、絶えるなら絶えてしまって。このまま生きながらえたら、恋心を隠しておく力が弱まってしまうかもしれないから。

作品解説

後白河天皇の皇女である式子内親王。賀茂神社の斎院を務め、さらに病弱だったためほとんど屋敷から出ることなく、独身で一生を終えました。「忍ぶる恋」の題で詠まれたこの歌は、抑えようとしても抑えきれない情熱がほとばしっています。

第九十首

歌人 殷富門院大輔

日付 月 日（ ）

其の一 読む

見《み》せばやな 雄島《おじま》の海人《あま》の 袖《そで》だにも

濡《ぬ》れにぞ濡《ぬ》れし 色《いろ》はかは《わ》らず

見せばやな 雄島の海人の 袖だにも
濡れにぞ濡れし 色はかはらず

其の二 書く

見せばやな 雄島の海人の 袖だにも
濡れにぞ濡れし 色はかはらず

其の三 写す

現代語訳

お見せしようか？ 血の涙で色の変わった袖を。松島の雄島の漁師の袖でさえ濡れに濡れても変わらないのに。

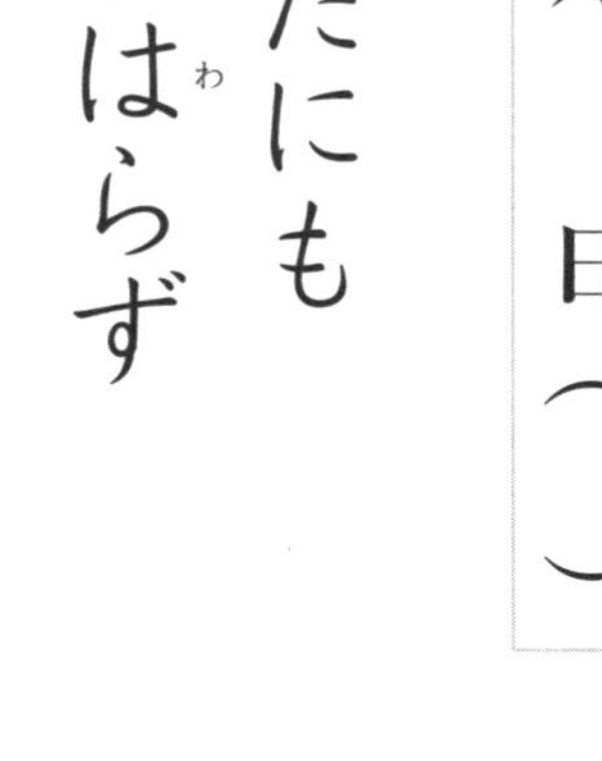

作品解説

「松島の漁師のように、私の袖はあなたのせいで悲しみの涙で濡れました」という源重之の歌への返歌として詠まれました。さらに内容を進めて、泣き続けて血の涙が流れて袖の色が変わってしまった、とより深い悲しみを表現しました。

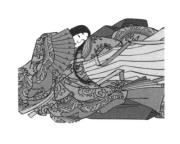

第九十一首

歌人　後京極摂政前太政大臣

日付　月　日（　）

其の一　読む

きりぎりす　鳴《な》くや霜夜《しもよ》の　さむしろに
衣《ころも》かたしき　ひとりかも寝《ね》む《ん》

其の二　書く

きりぎりす　鳴くや霜夜の　さむしろに
衣かたしき　ひとりかも寝む

きりぎりす　鳴くや霜夜の　さむしろに
衣かたしき　ひとりかも寝む

其の三　写す

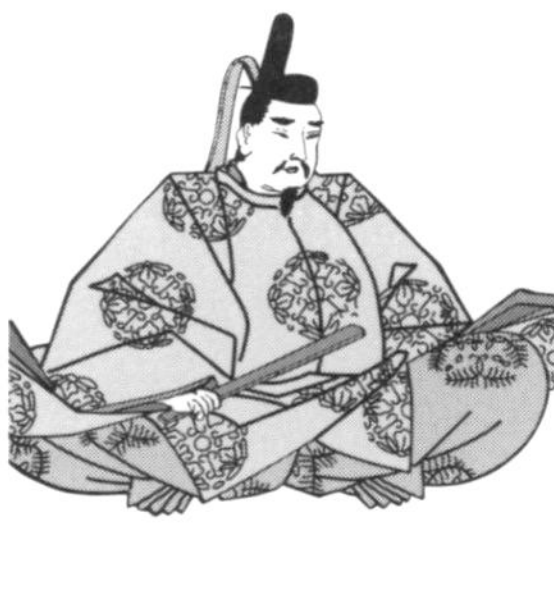

現代語訳

コオロギが鳴いている霜のおりた寒い夜に、敷物の上に片袖だけを敷いて、私ひとりさびしく寝るのだろうか。

作品解説

「きりぎりす」は今のコオロギのこと。いつの間にか名前が入れ替わってしまったようです。百人一首三首目に並ぶ柿本人麻呂の「あしびきの」の歌の本歌取りです。妻に先立たれたばかりの作者の「ひとり」はいっそうさみしく感じられます。

第九十二首

歌人　二条院讃岐

わが袖《そで》は　潮干《しおひ》に見《み》えぬ　沖《おき》の石《いし》の
人《ひと》こそ知《し》らね　かわくまもなし

日付　月　日（　）

其の一　読む

わが袖は　潮干に見えぬ　沖の石の　人こそ知らね　かわくまもなし

其の二　書く

わが袖は　潮干に見えぬ　沖の石の　人こそ知らね　かわくまもなし

其の三　写す

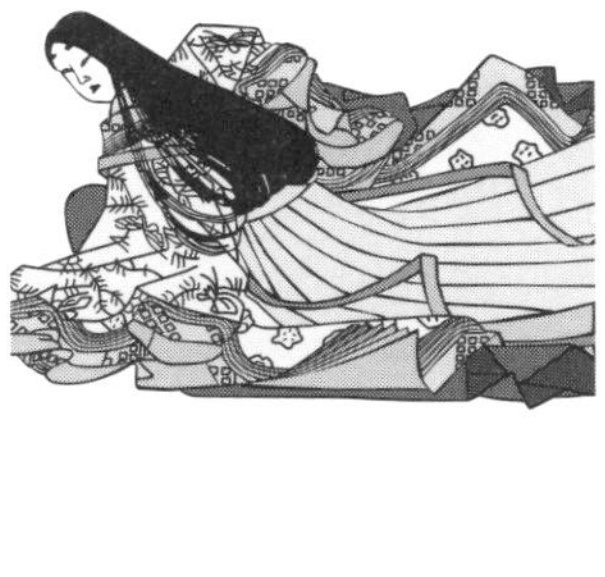

現代語訳

私の袖は引き潮のときにも沈んで見えない沖の石のように、人は知らないだろうが、涙に濡れて乾く暇もない。

作品解説

「石に寄する恋」という難しい題で詠まれた歌です。恋の悲しみの涙で袖が濡れている様子を、引き潮でも海中にある石に例えた斬新さは、当時評判になりました。作者はその後「沖の石の讃岐」と呼ばれるようになったと言われています。

第九十三首

歌人　鎌倉右大臣

世《よ》の中《なか》は　常《つね》にもがもな　渚《なぎさ》こぐ　海人《あま》の小舟《おぶね》の　綱手《つなで》かなしも

日付　月　日（　）

其の一　読む

其の二　書く

世の中は　常にもがもな　渚こぐ
海人の小舟の　綱手かなしも

其の三　写す

世の中は　常にもがもな　渚こぐ
海人の小舟の　綱手かなしも

鎌倉幕府3代目将軍

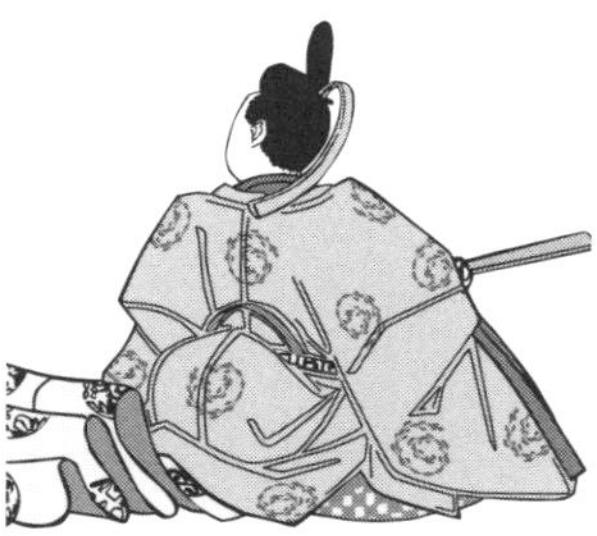

現代語訳

世の中はいつまでも変わらないでいてほしい。波打ち際をこぐ漁師の小舟の引綱にも、しみじみと心が惹かれるよ。

作品解説

鎌倉幕府三代将軍であり、大河ドラマでも話題になった源実朝は、百人一首の選者の藤原定家に歌を習っていました。若くして甥に暗殺されてしまった実朝の、世の中は変わらずに平和であってほしい、という素直な願いが胸に迫る一首です。

第九十四首

歌人　参議雅経

み吉野《よしの》の　山《やま》の秋風《あきかぜ》　さ夜《よ》ふけて
ふるさと寒《さむ》く　衣《ころも》うつなり

日付　月　日（　）

其の一　読む

み吉野の　山の秋風　さ夜ふけて
ふるさと寒く　衣うつなり

其の二　書く

み吉野の　山の秋風　さ夜ふけて
ふるさと寒く　衣うつなり

其の三　写す

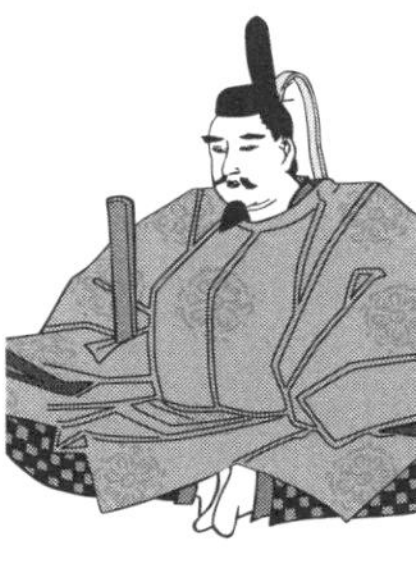

現代語訳

吉野の山から秋風が吹き、夜も次第に更けてきた。古い都であったこの里に、衣を打つ音が寒々と聞こえてくる。

作品解説

秋の夜の吉野山。布を柔らかくして光沢を出すために木で叩く「砧」のコーンコーンという響きが、風にのってとぎれとぎれに聞こえてきます。歌人たちのあこがれの地であった吉野山を舞台に、寂寥感あふれる流麗な一首に仕上げました。

第九十五首

歌人 前大僧正慈円

日付　　月　　日（　）

おほ《お》けなく 憂《う》き世《よ》の民《たみ》に おほ《お》ふ《う》かな
わが立《た》つ杣《そま》に 墨染《すみぞ》めの袖《そで》

其の一 読む

おほけなく 憂き世の民に おほふかな
わが立つ杣に 墨染めの袖

其の二 書く

おほけなく 憂き世の民に おほふかな
わが立つ杣に 墨染めの袖

其の三 写す

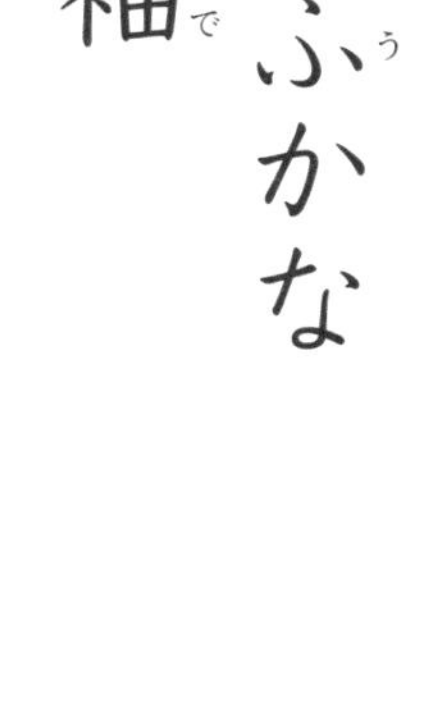

現代語訳

身の程もわきまえず、つらいこの世の人々に覆いかけて守ろう。比叡山に住みはじめ、僧となった私の墨染の袖で。

作品解説

十一歳で出家し、仏法の力で天災や疫病、飢饉に苦しむ民を救おうとした作者。身分不相応ですが……と謙遜しつつも、使命感に燃える思いを歌にしました。「住み初め」と黒い僧衣の「墨染」の掛詞や倒置法などの技巧も凝らされています。

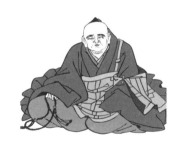

第九十六首

歌人　入道前太政大臣

日付　月　日（　）

其の一　読む

花《はな》さそふ　嵐《あらし》の庭《にわ》の　雪《ゆき》ならで
ふりゆくものは　わが身《み》なりけり

其の二　書く

花さそふ　嵐の庭の　雪ならで
ふりゆくものは　わが身なりけり

其の三　写す

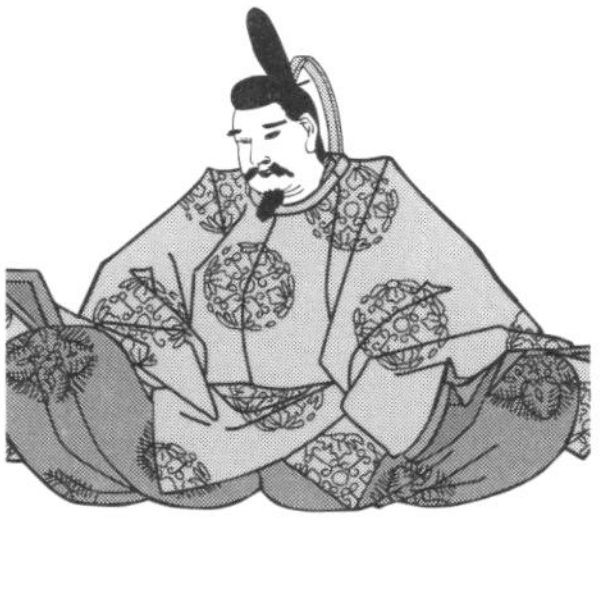

現代語訳

桜の花を誘って散らす嵐の吹く庭は、雪が降りゆくよう。けれど本当に「古りゆく」のは年老いる私自身なのだなあ。

作品解説

雪が降っているのかと見違えるほどに舞う桜の花びら。そんな素敵な光景を前にして、作者は年老いてゆく自分自身を見つめています。栄華を極めすべてを手に入れた作者ですが、「老い」だけはどんな人にも平等にやってくるのです。

第九十七首

歌人　権中納言定家

来《こ》ぬ人《ひと》を まつほの浦《うら》の 夕《ゆう》なぎに
焼《や》くや藻塩《もしお》の 身《み》もこがれつつ

日付　　月　　日（　　）

其の一　読む

其の二　書く

来ぬ人を まつほの浦の 夕なぎに
焼くや藻塩の 身もこがれつつ

来ぬ人を まつほの浦の 夕なぎに
焼くや藻塩の 身もこがれつつ

其の三　写す

鎌倉のロマンチスト

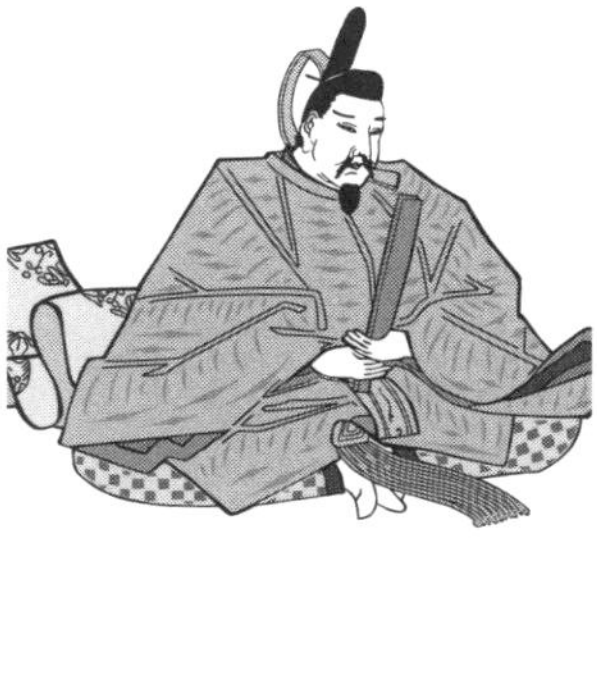

現代語訳

いつまでも来ない人を待っている私は、松帆の浦の夕凪のときに焼く藻塩のように、あなたへの思いに身を焦がしている。

作品解説

百人一首選者の藤原定家が、待ち続ける女性の立場になって詠んだ歌です。淡路島の最北端にある松帆の浦に、海藻を焼いて塩を取るための煙が静かに立ち昇っています。夕暮れの海の光景と合わさり、待つ女性のシルエットが心に残ります。

第九十八首

歌人 従二位家隆

日付
月　日（　）

其の一 読む

風《かぜ》そよぐ ならの小川《おがわ》の 夕暮《ゆうぐ》れは
みそぎぞ夏《なつ》の しるしなりける

其の二 書く

風そよぐ ならの小川の 夕暮れは
みそぎぞ夏の しるしなりける

風そよぐ ならの小川の 夕暮れは
みそぎぞ夏の しるしなりける

其の三 写す

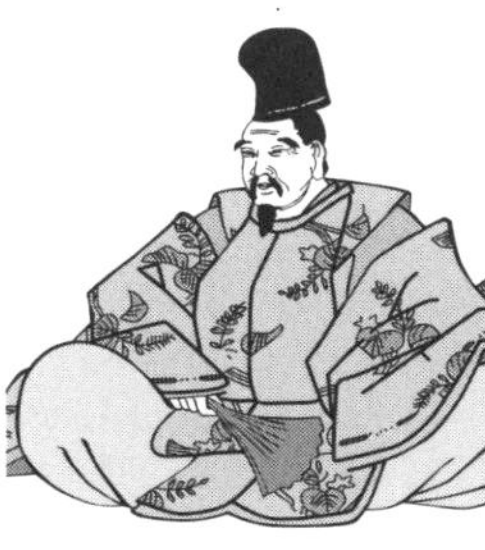

現代語訳

風がそよそよと楢の葉に吹く。ならの小川の夕暮れは秋の様子だが、六月祓のみそぎだけが、夏であるしるしなんだなあ。

作品解説

心地よい風を感じる歌ですが、実際の景色を見てではなく、六月の屏風に添えるために詠まれた一首です。上賀茂神社を流れるならの小川（御手洗川）では、水によって半年の罪やケガレを祓う夏越の祓（大祓式）が、今でも行われています。

第九十九首

歌人　後鳥羽院

日付　月　日（　）

其の一　読む

人《ひと》も愛《お》し　人《ひと》も恨《うら》めし　あぢ《じ》きなく
世《よ》を思《おも》ふ《う》ゆゑ《え》に　もの思《おも》ふ《う》身《み》は

其の二　書く

人も愛し　人も恨めし　あぢきなく
世を思ふゆゑに　もの思ふ身は

人も愛し　人も恨めし　あぢきなく
世を思ふゆゑに　もの思ふ身は

其の三　写す

現代語訳

あるときは人を愛おしく思い、また人をうらめしく思う。この世はつまらないと思ってあれこれと思い悩む私にとっては。

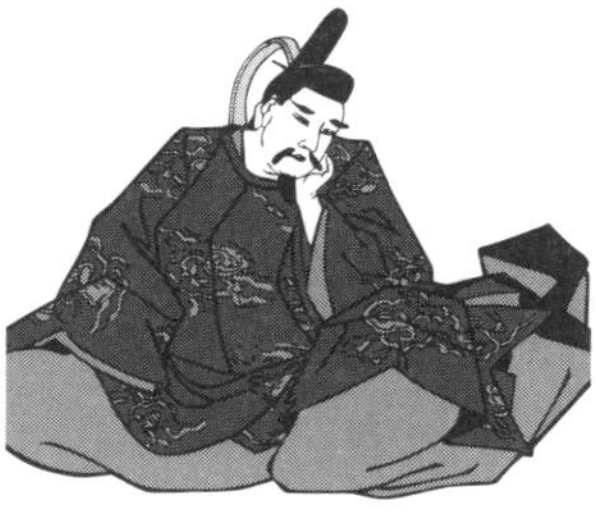

作品解説

わずか四歳で第八十二代天皇となった後鳥羽院。藤原定家に『新古今集』の選集を命じるなど和歌を愛し、他にも蹴鞠・乗馬・鍛刀・相撲・弓道などにも長けていました。この苦悩の歌は、承久の乱に負けて配流される九年前に詠まれました。

第百首

歌人　順徳院

百敷《ももしき》や　古《ふる》き軒端《のきば》の　しのぶにも
なほ《お》余《あま》りある　昔《むかし》なりけり

日付　　月　　日（　）

其の一　読む

百敷や　古き軒端の　しのぶにも
なほ余りある　昔なりけり

其の二　書く

百敷や　古き軒端の　しのぶにも
なほ余りある　昔なりけり

其の三　写す

百人一首の大トリ

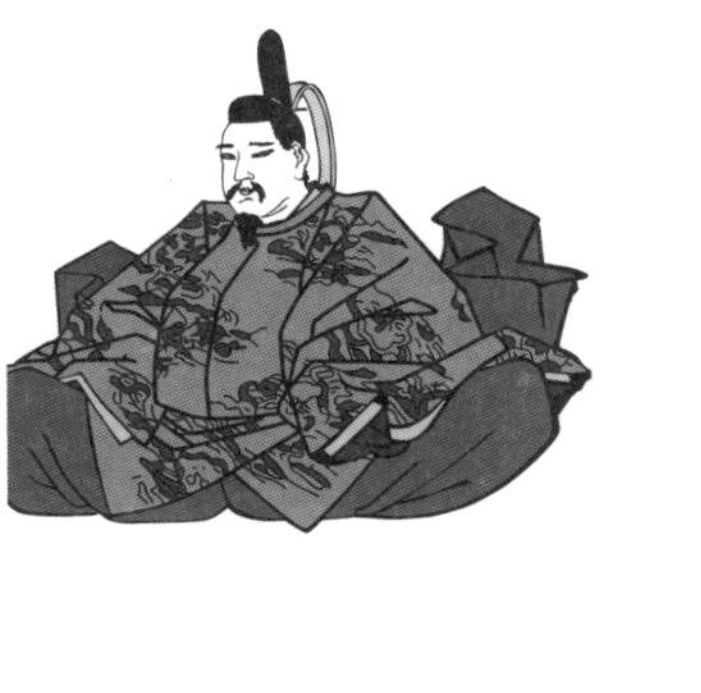

現代語訳

宮中の古びた軒先に生えているしのぶ草を見ると、いくらしのんでもしのびきれない、昔栄えていた時代よ。

作品解説

第八十四代天皇である順徳院は、父・後鳥羽院とともに鎌倉幕府に対して討伐の兵をあげました。しかし勝敗は……。順徳院二十歳のときにこの歌でしのんだような輝かしい、京都の天皇を中心とした時代に戻ることはありませんでした。

百人一首クイズ

百人一首に関する3択クイズです。歌を覚えていれば解ける問題や、知識が必要な問題もあります。何度もチャレンジしてみましょう。

※答えは111ページをご覧ください。

其の1

小倉百人一首の「小倉」は何に由来している言葉？

（い）食べ物の名前
（ろ）山の名前
（は）人の名前

其の2

在原業平朝臣と能因法師が詠んだ歌に登場する川は？

（い）龍田川《たつたがわ》
（ろ）宇治川《うじがわ》
（は）男女川《みなのがわ》

其の3

猿丸大夫の詠んだ歌の上の句「奥山に 紅葉ふみ分け なく□の」に出る動物は？

（い）馬
（ろ）鹿
（は）牛

其の4

後京極摂政前太政大臣の詠んだ歌の上の句「□□□□□ 鳴くや霜夜の さむしろに」に出た虫は？

（い）きりぎりす
（ろ）くつわむし
（は）あぶらぜみ

其の5

持統天皇の詠んだ歌の下の句「衣干すてふ 天の□□□」に出た山は？

（い）大江山《おおえやま》
（ろ）香具山《かぐやま》
（は）有馬山《ありまやま》

其の6

百人一首に天皇として入っている歌人は持統天皇、光孝天皇ともう一人は？

（い）後鳥羽《ごとば》天皇

（ろ）推古《すいこ》天皇

（は）天智《てんち》天皇

其の7

山部赤人の詠んだ歌「田子の浦にうちいでて見れば白たへの」の下の句は？

（い）富士の高嶺に 雪は降りつつ

（ろ）吉野の里に 降れる白雪

（は）雲ゐにまがふ 沖つ白波

其の8

小野小町の詠んだ歌「花の色はうつりにけりないたづらに」の下の句は？

（い）わが衣手に 雪は降りつつ

（ろ）わが身ひとつの 秋にはあらねど

（は）わが身世にふる ながめせしまに

其の9

僧正遍昭の詠んだ歌「乙女の姿しばしとどめむ」の上の句は？

（い）天つ風 雲の通ひ路 吹きとぢよ

（ろ）浅茅生の 小野の篠原 忍ぶれど

（は）逢ふことの 絶えてしなくは なかなかに

其の10

百人一首の第百首、順徳院の詠んだ歌「なほ余りある 昔なりけり」の上の句は？

（い）百敷や 古き軒端の しのぶにも

（ろ）淡路島 通ふ千鳥の 鳴く声に

（は）明けぬれば 暮るるものとは 知りながら

其の11

小倉百人一首の選者で、「来ぬ人をまつほの浦の夕なぎに」が上の句の歌を詠んでいる歌人は？

（い）紀貫之《きのつらゆき》

（ろ）権中納言定家《ごんちゅうなごんていか》

（は）大江千里《おおえのちさと》

百人一首塗り絵

百人一首の絵札の塗り絵をしましょう。見本通り塗っても、好きな色で塗っても脳のトレーニングになります。

第六十二首
清少納言

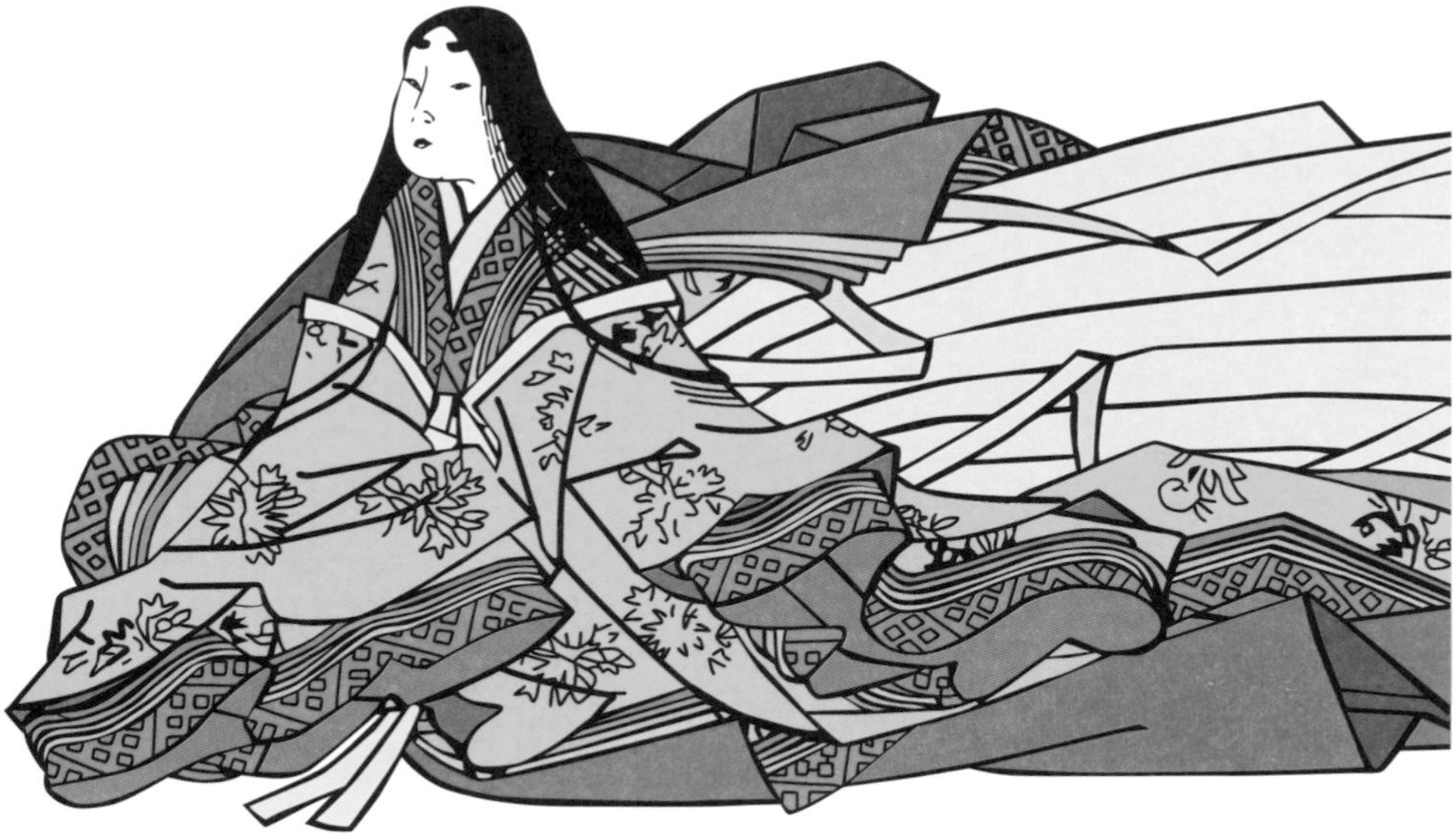

第九十七首
権中納言定家（藤原定家）

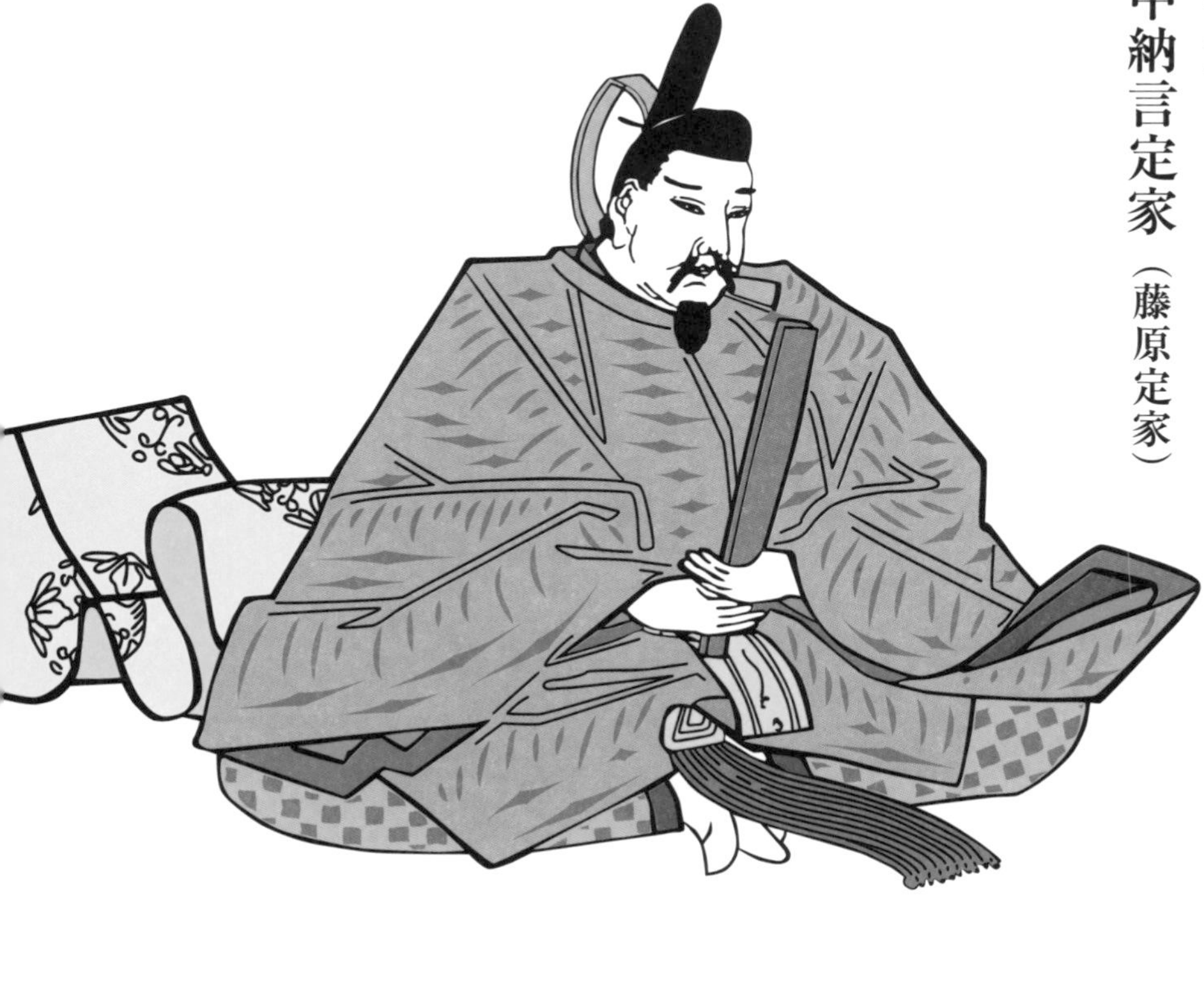

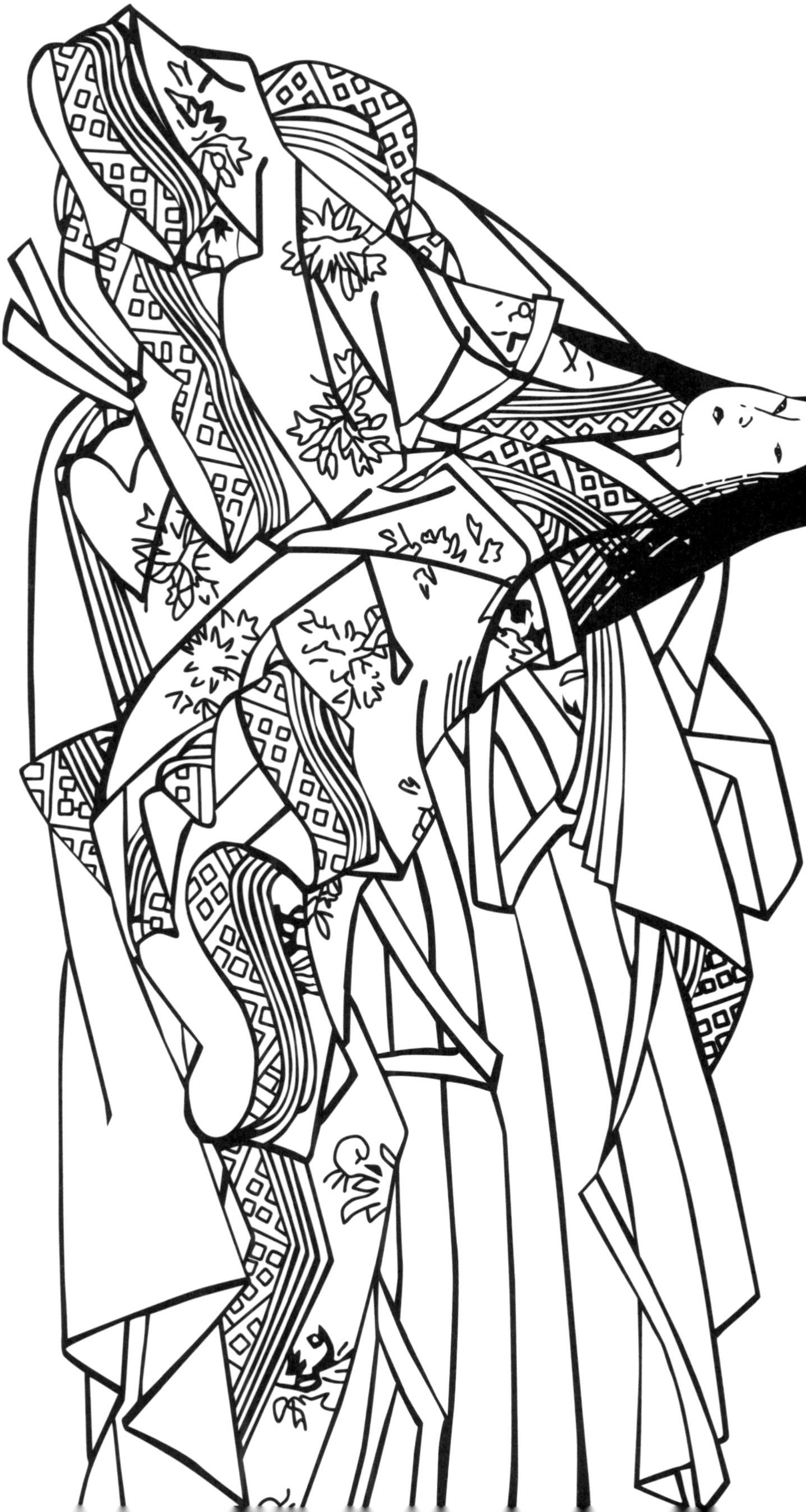

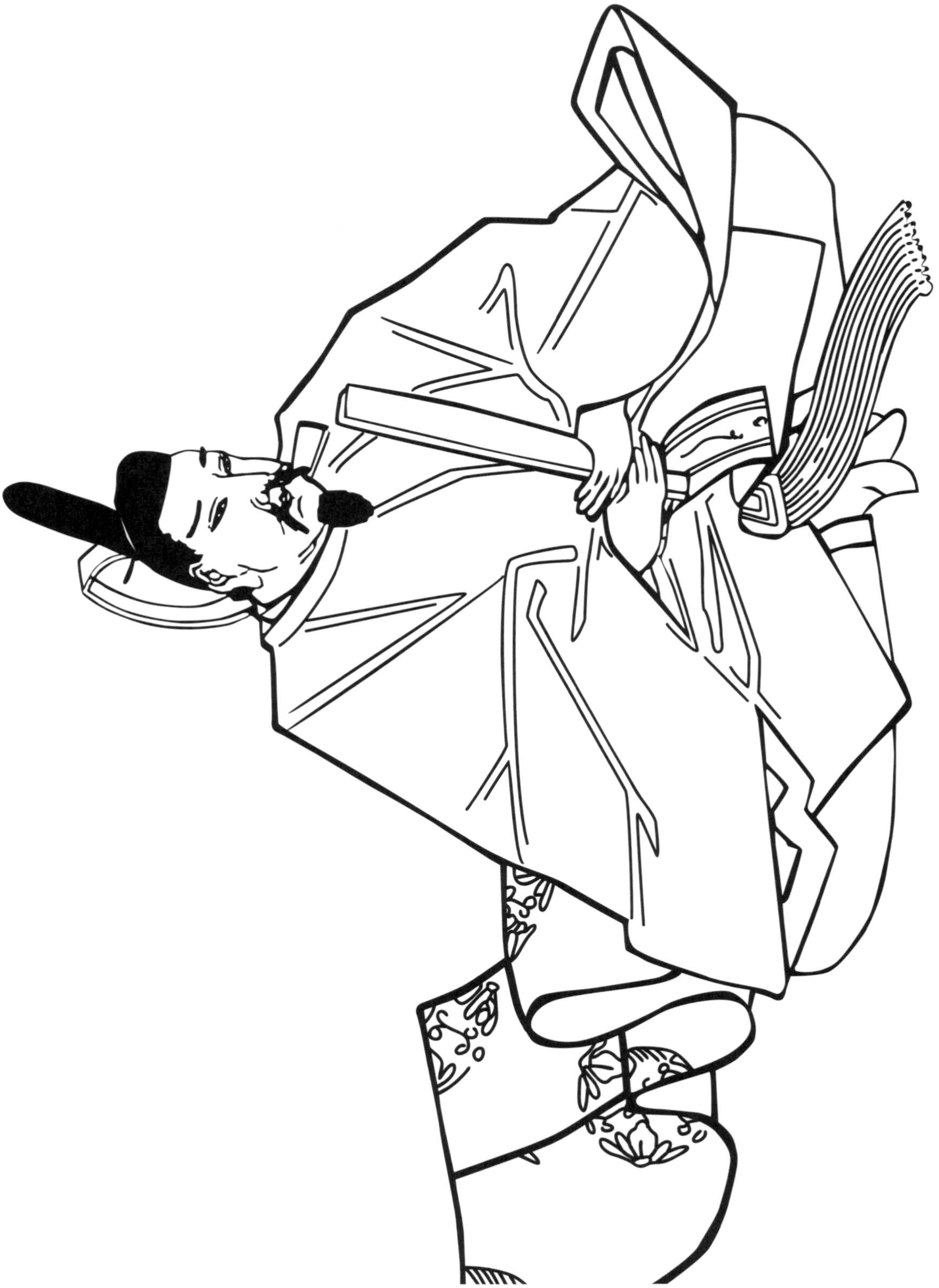

監修者紹介

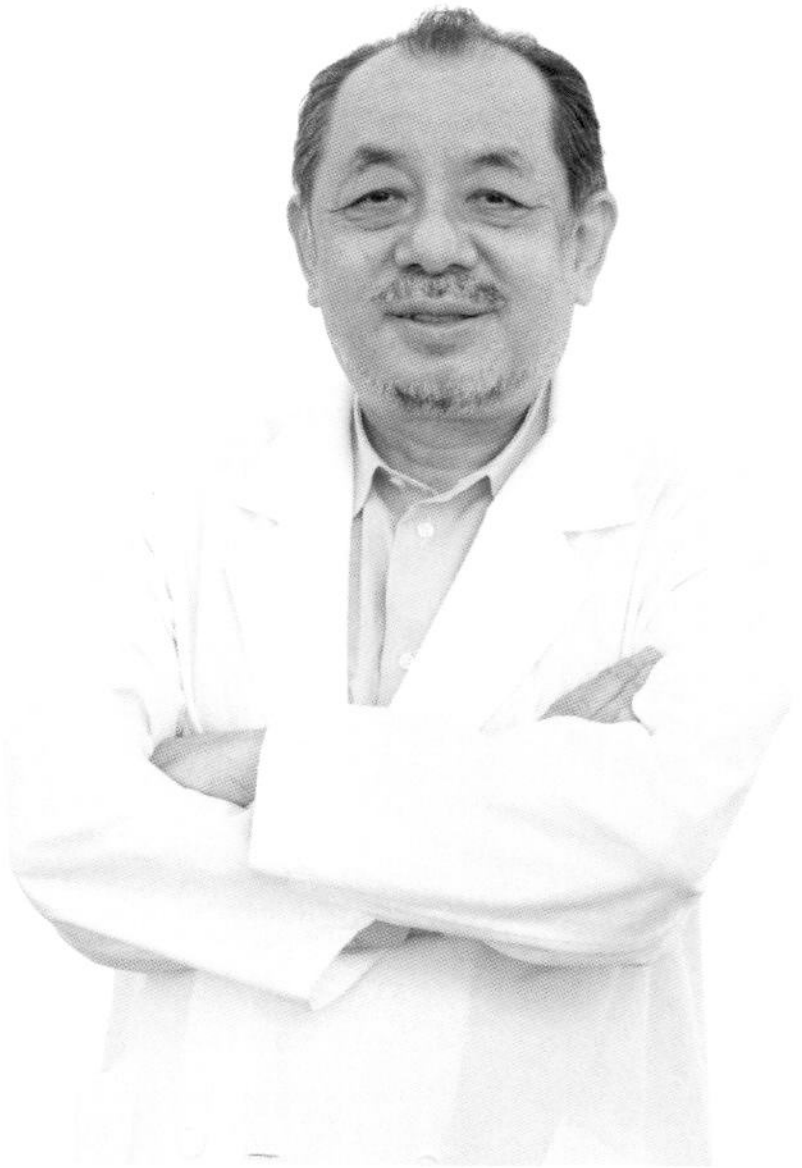

脳トレーニング監修

篠《しの》原《はら》 菊《きく》紀《のり》

1960年長野県生まれ。東京大学大学院教育学研究科修了。公立諏訪東京理科大学教授、地域連携研究開発機構医療介護・健康工学研究部門長（応用健康科学、脳科学）。NHK「チコちゃんに叱られる！」「あさイチ」など、メディアでの解説や監修多数。著書、監修は『もっと！イキイキ脳トレドリル』（NHK出版）、『クイズ！脳ベルSHOW 50日間脳活ドリル』（扶桑社）など。

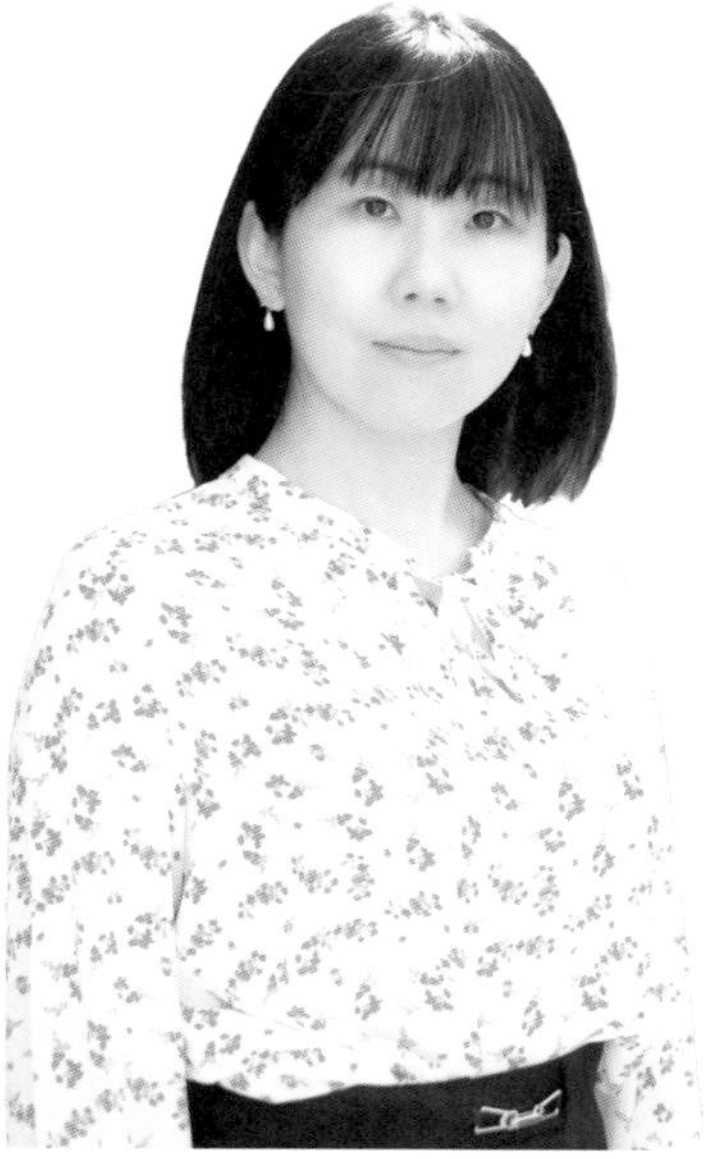

百人一首監修

天《あま》野《の》 慶《けい》

1979年東京都生まれ。歌人。「短歌人」会同人。小中学校や文学館でのワークショップ、「ラジオ深夜便」出演、「NHK短歌」テキスト連載など、様々な場で短歌と百人一首の魅力を伝える活動をしている。主な著書に『エピソードでおぼえる！百人一首おけいこ帖』（朝日学生新聞社）、かるた「リバーシブルで遊べる小倉百人一首」（幻冬舎）、絵本『ママが10にん!?』（絵・はまのゆか／ほるぷ出版）など。

百人一首クイズ答え

其の1……(ろ)
其の2……(い)
其の3……(ろ)
其の4……(い)
其の5……(ろ)
其の6……(は)
其の7……(い)
其の8……(は)
其の9……(い)
其の10……(い)
其の11……(ろ)

STAFF
■装丁・本文デザイン …. 寺田 光陽（株式会社m-syrup）
■校正 ………………………… 東京出版サービスセンター
■写真 ………………………… PIXTA
■編集協力 …………………… モンブランプランニング
■編集担当 …………………… 加藤 文隆（主婦の友社）

書《か》いて 読《よ》んで 記憶力《きおくりょく》アップ!
脳《のう》トレ百《ひゃく》人《にん》一《いっ》首《しゅ》

令和5年5月31日　第1刷発行

監修　篠原《しのはら》 菊紀《きくのり》、天野《あまの》 慶《けい》

発行者　平野健一
発行所　株式会社主婦の友社
〒141-0021　東京都品川区上大崎3-1-1 目黒セントラルスクエア
電話　03-5280-7537（編集）03-5280-7551（販売）
印刷所　大日本印刷株式会社

ISBN978-4-07-454920-7